本書との出会い

著者であるケリー・マクゴニガルは、心理学博士で、スタンフォード大学で教鞭をとっています。彼女の著書『スタンフォードの自分を変える教室』（原著名 "The Willpower Instinct"）は、心理学、神経科学、医学での研究成果を踏まえた自己コントロール法が説明され、日本でベストセラーになりました。

そのような彼女が「インターナショナル・ジャーナル・オブ・ヨーガセラピー」の編集主幹もやっており、実際、ヨーガの指導も行っているということを知り、彼女の書いた "Yoga for pain relief"（本書『ケリー・マクゴニガルの痛みを癒すヨーガ』）に興味を持ちました。私自身も、ヨーガを、もう20年以上も続けていて、ヨーガの恩恵を実感している一人であると同時に、自分の専門分野が神経科学・脳科学であることから、ヨーガの効果を科学的に知りたいと思っていました。本書は、伝統的なヨーガについて科学的な視点からの説明が記述されており、私は、そこに共感を覚え、本書の翻訳を申し出たのが出版にいたった経緯です。

本書は、痛みの科学として、痛みが体の防御反応であるという理解からはじめています。慢性疼痛は、「刺激に対して敏感になっていく」という心身の防御反応の結果である一方、この「敏感になっていく」という体の原理は、実は、癒し反応の促進にも有効であると述べています。ヨーガは、この体の知恵を使って癒しをもたらすことができるのです。この意味で、本書は、慢性疼痛の問題にとどまらず、心身の健康増進のためのヨーガ実践の本質的な部分が書かれているように思われます。

ヨーガは、アクロバティックな姿勢をとることが目的ではありません。また、後で体が痛くなるようなやり方も正しいヨーガではないことも書かれています。

現代の生活では、便利さを追求するあまり、体を動かす機会が少なくなり、また、日頃、体からきている様々なメッセージに気がつかないようになってきています。実は、そのことが、心身の病気へとつながっていると思われます。本書では、ヨーガ・瞑想によって、体からくるメッセージ、呼吸からのメッセージ、心のメッセージに意識を向け、じっくり味わうことの大切さとその実践法が教えられています。私自身の体験として、ヨーガを通じて、体・呼吸の心地よさを感じ、心の声に耳を傾けることによって、心とからだがとても解放されていくことを実感しました。

本書が、是非、慢性疼痛に悩まれている方の助けになることはもとより、医療関係者やヨーガ指導者の一助になれば幸いです。また、ヨーガを実践するきっかけや実践を深める助けに役立つことも願っております。本書を出版するにあたり、協力していただいた株式会社ガイアブックスの皆様、翻訳を担当された瓜本美穂様に深く感謝します。

駒野 宏人

序文

　ヨーガはこれまでに見つかっているなかで、痛みを癒す最強の総合システムだといえるでしょう。

　その理由のひとつは、ヨーガがストレス対策に非常に効果的だということです。痛みに耐えつづけると、体のストレス反応システムが『オン』の状態のままになってしまうことがあります。ストレスがたまると呼吸が速く、不規則になる傾向があります。筋肉は緊張し、気持ちは沈みます。そういったことすべてが痛みを悪化させるのです。

　医師たちは、一般的に慢性痛の発生原因や悪化要因におけるストレスの役割を軽視しがちであり、ストレスで疲弊した患者へのアドバイスのしかたを知らない場合が多くみられます。ヨーガではストレスへの取り組みが不可欠だとみなしているだけでなく、ヨーガにはそのためのツールもあるのです。ほとんど誰にでもできる簡単な呼吸法を始めとして、数多くのヨーガの実践によって、ストレスの闘争・逃走反応からリラックスへと体は確実に変化します。さらには痛みを感じているときでさえ、ヨーガのツールを利用して心と体をリラックスした状態へと変えることも可能なのです。

　痛みを緩和するためのヨーガの視点からもうひとつ重要なのは、痛みと苦しみの違いを理解することです。痛みは肉体的あるいは感情的な傷であるのに対し、苦しみとは痛みに対する心の反応です。人は最悪を想像するものです。状況が良くなることはけっしてないのでは、と不安になります。人生は終わったのだと決めつけてしまいます。それが苦しみであり、慢性痛という火に油を注ぐことになることが多いのです。

　苦しみは痛みそのもの同様、ストレスの状態で体内にとどまることがあり、ひどい睡眠不足になったり、体重が増加したり、炎症が進んだりというように、一般的に体内の状況を悪化させます。苦しみは、大部分の医師がメディカルスクールで治療法を学ぶことのない問題です。けれども苦しみを和らげることは、数千年ものあいだ、ヨーガのおもな目的でした。

　しかし、注意していただきたいことは、ヨーガは強力ですが、即効性はないということです。ただ、使い続けるうちに効果が弱まりがちな鎮痛剤とは異なり、ヨーガは数週間、数か月、さらには何年もかけて定期的に続けるうちに、その効果がどんどん高まります。長く着実に続ければ続けるほど、ヨーガは身体や神経系、そして幸福感に大きな変化をもたらすのです。

　さらに、ビタミン剤、漢方薬、その他のサプリメントなどの補完代替医療と異なり、注意深く選ばれたヨーガの実践は、現代医療であれ代替医療であれ、現在進行中のほかのどの痛み治療にも悪影響をおよぼすことはほとんどありません。

　事実、ヨーガを実践すると、ほかに進行中のいろいろな治療効果も高まることを示す証拠があります。ヨーガ実践者にとって薬剤の投与量や処方箋の数が減ることは珍しくありません。そのうえ薬物治療の副作用を小さくし、その副作用による悩みも減らす効果があるようです。

　また、じっくりと選ばれたヨーガ・プログラムによって生じる作用は、ほとんどすべてが好影響を及ぼすものです。ヨーガは痛みにとってプラスに作用するだけでなく、幸福で健康な人生、パワフルで柔軟、しかもリラックスした充実感ある生活をあなたに与えてくれるでしょう。

もしあなたが長期間続く痛みからの解放をもとめてヨーガにたどり着いた人なら、あるいはヨーガを教える人、医療専門家、または痛みに苦しむ患者の家族や友人であるならば、ケリー・マクゴニガル博士のヨーガがとても役に立ちます。マクゴニガルは長年にわたる指導と実践に基づくヨーガと学術的背景から、ヨーガの根拠となる科学との両方に精通しています。異なるヨーガのツールを組み合わせると、単独でもちいるよりも効果が大きいことを理解しています。もっとも効果的に働きかけるツールが、人によって違うことも心得ているので、多くの選択肢を提供しています。

　『痛みを癒すヨーガ』は、希望に満ち、痛みから、喜びの多い充実した生活に向かう道へとあなたを導いてくれるでしょう。仏陀の言葉のごとく、苦しみと苦しみの源から解放される助けとなることを祈りつつ。

ティモシー・マッコール
Timothy McCall, MD
board-certified specialist in internal medicine
medical editor of *Yoga Journal*
author of *Yoga as Medicine: The Yogic Prescription for Health and Healing*

contents

日本の皆さまへ ……………………………………………… ii
本書との出会い　駒野宏人 ……………………………… iii
序文 …………………………………………………………… iv
本書の目的と使い方 ………………………………………… 1

Chapter 1　痛みを理解する

痛みについて知っている必要があること ………………… 9
痛みは心身の防御反応 ……………………………………… 10
急性疼痛 vs 慢性疼痛 ……………………………………… 12
慢性疼痛は学習した心身の過剰な防御反応 ……………… 13
希望を持てる理由 …………………………………………… 15
心と体をヨーガで再教育する ……………………………… 16

Chapter 2　ヨーガ　心・体・魂を再統合する

心・体・魂（マインド・ボディ・スピリット） ………… 18
サンスカーラ：苦痛と変容の種 …………………………… 20
本当の自分への帰郷 ………………………………………… 21

Chapter 3　呼吸

呼吸は心と体を結ぶ双方向通路 …………………………… 24
呼吸を利用して心身の状態を変化させる ………………… 24

実践編 …………………………………………………… 26
■意識呼吸 …………………………………………………… 26
■自然呼吸 …………………………………………………… 30

痛みとストレスを和らげる呼吸法 …………………… 40
■喜びの呼吸 ………………………………………………… 40
■癒しの呼吸 ………………………………………………… 41
■バランス呼吸 ……………………………………………… 43
■体で呼吸する ……………………………………………… 45
まとめ ………………………………………………………… 47

Chapter 4 体と仲良くなる

- あなたは体とどのような関係を持っていますか ……………… 50
- なぜ怒りが傷つけるのか ……………………………………… 51
- ヨーガエクササイズの基本は「体と仲良しになること」 ……… 51
- **実践編** ……………………………………………………… 53
  - ■体への感謝 ………………………………………………… 54
  - ■心・体・魂のための慈悲の瞑想 …………………………… 57
  - ■体の声を聞く ……………………………………………… 61
  - 痛みと仲良くなる：瞑想 …………………………………… 64
  - ■痛みを許す ………………………………………………… 65
  - ■痛みを師としてみなす …………………………………… 66
- 友好的な基盤を築いて前進する ……………………………… 69
- まとめ ………………………………………………………… 69

Chapter 5 体を動かす

- 体を動かすヨーガのアプローチ ……………………………… 72
- 傷つけるのではなく、癒す動きのための5つの指針 ………… 74
- **シークエンス** ……………………………………………… 78
  - ■必要なもの ………………………………………………… 79
  - ■不要なもの ………………………………………………… 79
  - ■太陽呼吸 …………………………………………………… 80
  - ■戦士のポーズ ……………………………………………… 82
  - ■強さと降伏 ………………………………………………… 84
  - ■感謝のお辞儀 ……………………………………………… 86
  - ■起き上がるコブラ ………………………………………… 88
  - ■跳ね橋 ……………………………………………………… 90
  - ■甘い夢 ……………………………………………………… 92
- まとめ ………………………………………………………… 96

Chapter 6 リラクゼーション

- リラクゼーションがどのようにして痛みを和らげるのか …… 98
- 痛みを感じながらリラックスする …………………………… 98
- **実践編** ……………………………………………………… 100
  - ■意識的なリラクゼーション ……………………………… 100
  - リストラティブヨーガ ……………………………………… 103
- まとめ ………………………………………………………… 117

Chapter 7 瞑想

- 瞑想がどのようにして慢性疼痛を和らげるのか ……………… 119
- 学ぶこと ……………………………………………………………… 121
- 瞑想神話 ……………………………………………………………… 122
- 始める ………………………………………………………………… 122
- **実践編** ……………………………………………………………… 123
  - ■シャマタ ………………………………………………………… 123
  - ■マントラ瞑想 …………………………………………………… 126
  - ■チッタ・バーヴァナ（心を動かす）…………………………… 129
  - ■プラティパクシャ・バーヴァナ（心を反対方向へ動かす）：
    　　　　痛みと難しい感情のための瞑想技術 … 133
- まとめ ………………………………………………………………… 138

Chapter 8 個人別ヨーガプログラム

- 自宅用エクササイズ（"インスタント"ヨーガ）………………… 140
- **ヨーガ儀式** ………………………………………………………… 142
- **あなたの朝のヨーガ儀式** ………………………………………… 145
- **あなたの夜のヨーガ儀式** ………………………………………… 146
- **予防エクササイズ** ………………………………………………… 147
- **あなたの予防エクササイズ** ……………………………………… 160
- **治療的エクササイズ** ……………………………………………… 161
- **あなたの治療的エクササイズ** …………………………………… 167

- 参考情報 ……………………………………………………………… 168
- 参考文献 ……………………………………………………………… 171
- 索引 …………………………………………………………………… 173
- 本書への賛辞 ………………………………………………………… 178
- 謝辞 …………………………………………………………………… 182
- 著者・序文執筆者・監修者について ……………………………… 183

本書の目的と使い方

　本書は慢性の痛みによる肉体的、精神的、感情的な苦しみを終わらせるためのガイドブックです。心身についての最新研究とヨーガの伝統的な知恵に基づいています。本書には、苦痛の原因についての新しい考え方と、苦痛を終わらせる実用的な戦略が書かれています。過去のケガや病気、そのほかストレスの多い生活上の出来事を経験したことで、心身の機能がどう変化したかについても学ぶことができます。またそういった変化がどのようにして肉体的・感情的な慢性痛を作り上げるかについてもわかるでしょう。

　呼吸法、リラックス法、運動、瞑想といった、心身治療のためのヨーガのツール一式を利用して、痛みの経験を変化させられるようになります。また、日々の生活にヨーガを取りこめば、心と体はさらに快適なものとなっていきます。

　本書は、慢性痛あるいは周期的に起きる痛みに苦しむすべての人のためのものです。ヨーガは、背中の痛み、頭痛、線維筋痛、関節リウマチ、慢性疲労症候群、手根管症候群、過敏性腸症候群、月経前症状などのあらゆる種類の痛みを和らげるのに役立つことは、証明されています。

　あなたは自分の痛みがこの世で最悪の痛みだとは思っていないかもしれません。おそらく、痛みとともに生きることを学んできたのでしょう。しかし、肉体的な痛みがつねに身近にある人生をおくっているならば、この本はまさにあなたのためにあります。すなわち本書はあなたをどんな痛みからも救いだし、生きるエネルギーと情熱を取りもどす助けとなるからです。

　あるいは、「この痛みはこの世で最悪の痛みだし、ヨーガはこんな痛みを抱える人たちのためにあるのではない」と考える人もいるでしょう。それでも心に留めておいてください。ヨーガはそのような痛みに効く唯一のものかもしれないのです。もしもあなたが、医学で治療できない重篤な慢性痛とともに生きているのなら、あなたはすでにその痛みをのりきる強さを持っているのです。ヨーガがその痛みを完治するわけではないかもしれませんが、痛みをのりきる以上の助けになるでしょう。ヨーガは、痛みが完全に去ろうがそうでなかろうが、心身両方に快い感覚とコントロールする感覚を与え、人生を取りもどす助けとなるからです。

　また本書は、慢性痛に苦しむ人を理解したい、あるいは助けたいと望む人のためにも役立ちます。愛する人が慢性痛に苦しんでいるのならば、その人を支えるためにこの本のアイデアやエクササイズを利用できるでしょう。ヨーガ指導者、理学療法士、心理学者、その他の医療専門家は、各々の治療法に異なるツールセットを付け加えることもできます。各章では解決策や戦略だけでなく、慢性痛の本質を見抜く洞察も示しています。本書中の個人のケースを読むと、慢性痛の経験がどのようなものか、そして人によって異なる必要性にヨーガがどのように適用できるかについて理解できるでしょう。

　この本は肉体的な慢性痛に焦点を当ててはいますが、痛みには身体の痛みだけでなく心の痛みも含まれます。これから学ぶように、このふたつのタイプの痛みはまったく関係がないというわ

けではないのです。現代科学とヨーガの伝統、この両者が、腰の慢性痛のような肉体的な痛みと、絶望のような感情的痛みとのあいだに明確な境界線はないことを教えています。どちらの形の痛みも心身両方に生じ、どちらの痛みもヨーガのような心身のアプローチに反応します。本書中のエクササイズや考え方は、怒りや不安、寂しさ、絶望と向き合う助けにもなるでしょう。

慢性疼痛は心身の経験

　慢性疼痛患者にとって「痛みは気持ち次第だ」と言われるほど苛立たしいことはありません。慢性の痛みに苦しむ人は何度かこのような言葉を耳にし、その言葉を発する人自身が、たった1日でもこの体で生きてみて、自分の気持ちや実際の痛みの苦しみを理解できればと、どれほど願ったことでしょう。

　ですが、実は、その言葉が苦痛から抜け出す鍵だとしたらどうでしょう？

　慢性疼痛は心の中にあるのです。ただし、今あなたが考えたような意味ではありません。痛みの体験そのものは本物です。何故なら痛みは生物学的基礎にもとづいているからです。しかし、痛みの源は痛みを感じている、あるいは痛みが発生していると思っている部分だけにあるとは限らないのです。痛みは肩や背中、腰だけにとどまらず、関節や筋肉だけの問題でもないのです。

　何十年ものあいだ、科学者や医師たちは、痛みとは肉体の構造へのダメージによってのみ生じうるものだと考えていました。脊椎円板膨張、筋肉損傷、あるいは感染症そのものに慢性疼痛の発生源を探し求めていたのです。しかし、つい最近の研究では、思考、感情、希望、記憶といった極めて本質的な生物学が、慢性疼痛の第二の発生源であることがわかってきているのです。大部分の慢性疼痛の根源は肉体の損傷あるいは病気にありますが、痛みが継続する理由は、初期の外傷によって肉体がどのように変化するかというだけでなく、心と体の関係がどう変わってしまうかにもよるのです。

　心身の相互作用が慢性疼痛の体験をどのようにして作り出すのか、また心と体の干渉がどのように役立つのかについての最近の発見を紹介してみます。

・慢性腰痛患者の場合、怒りが引き金となって、腰の深い部分の筋肉の緊張が起きることがある（2006年、バーンズ）。これは、重いものを持ち上げたり運動しすぎるのと同様に、感情が古傷を悪化させる可能性の高いことを意味している。その一方で、許しについて瞑想すると慢性疼痛が緩和され、身体機能が向上することがわかっている（2005年、Carson、他）。

・肉体的な痛みと、孤独や拒絶といった社会的な痛みは、脳の同じ痛みシステムによって生じている（2006年、Eisenberger、他）。どちらの痛みを抱えていても、もう一方の痛みに対していっそ

う敏感になる。それが、痛みの症状が出るとそれまで以上に社会的な孤独感を感じたり、痛みに苦しんでいるときに社会的支援を必要とする理由なのかもしれない。また、孤独感は肉体の痛みを悪化させるが、愛する人の存在は痛みを和らげることができる（2004年、Montoya、他）。

・脳と体には、痛みを制御できる自然の痛み抑制能力がある。しかし、慢性痛を抱える人ではその能力がほとんど機能していない。ストレスや失望、不安はそのシステムを抑制するが、心身エクササイズの多くは、それを活性化させると考えられる。たとえば、運動をすると痛みを抑圧する自然化学物質の脳内での放出が促進されるし（2004年、Dietrich、Mcdaniel）、また瞑想すると体から伝達される痛み信号に対する脳の感受性が弱まると考えられる（2006年、Orme-Johnson、他）。

これらの発見は、肉体的な痛みの発生原因や治療法についての仮説を再考すべきではないか、という問いかけであり、また、心と体のつながりについての理解を広げるための課題を提供しているのです。

心は体の中にある

私たちは、大抵、心と体は分離した別ものだと考えています。心とは、自分自身であるというこの神秘的な体験のことです。考えたり感じたりすることであり、意図して行動する能力のことなのです。しかし、もっと重要なことは、心は体の中にあるということです。感覚や感情、思考、そういったものすべては体の中で発生します。感情、思考、決心などは、どれも体内で起きる生化学的現象であり、神経伝達物質やホルモン、行動シグナルなどを体中に移動させます。

感覚、思考や感情は、神経系、内分泌系や免疫系といった複数のシステムによって作り出され、伝えられます。そのシステムは、すべて相互に密接に結びついています。それらが一体となり、生物学的な心を形成します。その相互作用が、肉体の痛みを含むあらゆる感覚や思考、感情の体験を生み出すのであり、またそれらがどのようにして一体となって機能するのかが、痛みを終結させる鍵となるでしょう。

良い知らせ

　問題が最初に考えていたよりも複雑だとわかることは、通常、嬉しいサプライズではありません。ですが、慢性疼痛の複雑さは、実は良い知らせなのです。

　つまり、手術や鎮痛剤、理学療法だけが体を治す唯一の希望というわけではないのです。慢性疼痛に苦しむ人たちの大部分は、厳密な肉体にだけにもとづくアプローチによって、わずかな助けを得ているだけか、無残にも失敗していることでしょう。体の痛みが心の中で起きていることと結びついている場合には、心にも働きかけずに体だけを治そうとしてもけっして完全に癒されることはないのです。

　多くの人びとにとって何よりも驚きなのは、体に悪いところがあったとしても、その正体を知る必要すらないということです。痛みの原因が何か、医者が診断を下せなくても、治療を始めるためには、診断結果を待つ必要はありません。心と体が一緒に機能する方法に気づけば、他者が下すどんな診断よりも、自分の痛みについてはるかに力強く理解することができるでしょう。このように新たに理解できれば、呼吸法や瞑想と同程度の簡単なことと一緒に、治療プロセスをすぐに始めることができるのです。今すぐにでも始めたい人は、第3章を開いてください。

なぜヨーガなのか

　ヨーガの力は、心と体の関係についての伝統的な理解の奥深さにあります。雑誌などにはすばらしい体型を手に入れる方法として紹介されているかもしれませんが、伝統的ヨーガの目的は、体の健康と心の平安を取りもどすことなのです。

　ヨーガは、倒立や蓮のポーズのように、体の姿勢への挑戦としてもっともよく知られるようになりましたが、本書にはそのような高度なポーズはありません。そういったポーズは、慢性疼痛の緩和にほとんど影響を与えないのです。

　その代わりに、治療ツールとしての全容を反映する広範囲のヨーガ実践を学ぶことができます。呼吸ができればヨーガができるということが、すぐにわかるでしょう。また、自分の思考と感情に注意を向けることができれば、ヨーガはできます。体が何を感じ、体をどのように手入れしてあげればよいのか知りたいのであれば、ヨーガはできるのです。ヨーガとは体をねじって無理なポーズを作ることではなく、たとえベッドから出ることができなくても、ヨーガはおこなえるのです。

　本書で紹介する簡単なエクササイズは、苦痛を終わらせる道を案内してくれるでしょう。ヨーガは、精神を集中させ、肉体の痛みという経験を変化させる方法を教えてくれます。悲しみや失望、恐怖、怒りといった感情を変容させる方法を教えてくれます。ヨーガは、どのように自分の体の声

を聞き、自分にとって大切な活動に参加できるようになるかを教えてくれます。また、慢性の痛みという経験を過去のものとするのに必要な安心感、制御感、勇気を取りもどすことができるでしょう。

本書から期待できるもの

　本書は、ヨーガ伝統にそのルーツを持ちながら、神経科学、心理学、医学などで明らかにされつつある研究成果によって支えられている心身の痛みの全体像を探ることからスタートします。
　本書で大前提としているのは、日々の慢性的な苦痛の大部分は、「学習して身に付いた」心身反応だということです。痛みはひとつの事柄として始まりますが、ケガや病気、その他外傷性の事柄が、心身をどのように変化させたかによって持続のしかたが変わります。心と体はそういった事柄から単に回復するだけでなく、学習もするのです。心と体は通常、過剰防御になることによって、過去の脅威に適応します。たとえば、背中に傷を負うことで、脊髄神経が過敏になります。外傷的な人生経験は、脳がストレスや恐怖を処理する方法を変化させるのです。そういった適応によって、ついには、もはや存在していない脅威についても「警告」され、新しい経験に対する過剰反応へと誘導されてしまうのです。このプロセスによって、慢性的な痛み、不安、回避などの状態が続くのです。
　ヨーガの伝統では、そのような心身の学習プロセスを、現代科学によって神経系のプロセスを計測できるようになるよりもはるか以前に認めていました。過去の経験によって身に付いた習慣を、ヨーガでは「サンスカーラ」といいます。ヨーガ哲学では、サンスカーラを不要な苦痛すべての根源だと教えており、ヨーガの実践はそのような習慣を捨て去るための最適な方法なのです。
　本書は、苦痛を与える習慣を捨て去り、新たに心身を癒す習慣を作り上げる助けになるヨーガの実践が書かれています。ヨーガでは、健康と喜びを経験するために個人が生来持っている能力を強調しています。ヨーガの実践は、この能力を目覚めさせ、痛みを癒すツールなのです。
　まず、ヨーガの伝統における主な癒しツールである呼吸法から始めます。急な痛みに襲われたときを始めとし、どんなときでも制御感と安心感を得るための、簡単な意識呼吸の方法を習得します。心地良くなるストレッチを学び、日常生活における呼吸の安らかさと質を向上させ、さらに、痛みに取り組むための具体的な呼吸技術を身に付けます。
　癒しのつぎの段階は、自分の体と仲良くなることです。体の声を聞き、何が必要なのかを知る直感を開発する方法を学びます。自分の体と和解するためのヨーガ実践は、慢性疼痛の反応として認められる一般的な怒りや悲しみ、欲求不満を克服する助けとなります。
　体と仲良くなること、呼吸を学ぶことは、ヨーガの身体的エクササイズを学ぶための準備になります。ヨーガでは、呼吸とともに動き（ヴィンヤサ）、ポーズを維持したり、体をのばしたりします

（アーサナ）。これによって痛みを緩和し、身体の健康と機能を取りもどす助けとなる一連の基本動作を学びます。また、自分の必要性に応じた、体に危険のない独自のエクササイズを創作する方法も身に付きます。

つぎに、深いリラクゼーションを体験する方法を学びます。これは、慢性的な筋肉緊張や痛み感覚、ストレス、不安などを取り除く鍵になります。最後に、慢性疼痛の具体的な側面に焦点を当てた瞑想技術をいくつか学びます。痛みに対する取り組みから、困難な感情を変化させることまでが対象です。リラクゼーションと瞑想は、どちらも体の自然治癒反応と、生来持っている喜びを経験する心の能力を引き出す助けとなります。

ヨーガの癒しエクササイズに取り組む機会を手に入れたつぎは、どのようにしてヨーガを人生の一部にするかです。本書の最終章では、心地よさ、力強さ、勇気、活力といった感覚を育成する、予防効果のあるヨーガエクササイズを開発していきます。それは体や感情の痛みの「救急」治療の実践でもあり、お気に入りの癒し法を日常生活に取り入れる方法にもなります。

また、各章では、それらのエクササイズを利用して慢性疼痛やその苦しみを緩和した人たちの話が紹介されています。その他、本書には、各個人プログラム作成に役立つヨーガエクササイズセットの模範例や、慢性疼痛を完全に終結させるために役立つ参考本リストも載せました。

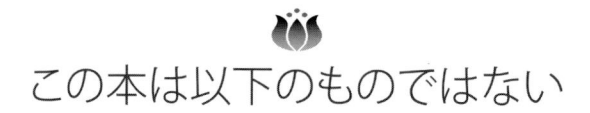

この本は以下のものではない

ここまで本書についてわかっていただきましたので、つぎのものではないことも記しておきます。

■身体の悪いところを治療する運動プログラム

本書のエクササイズは、自分の身体に対してすぐに心地よく感じられるようになる手助けをするためのものです。心地よさや勇気、喜びを感じるために、かならずしも身体を治療することが先というわけではありません。

■試みて失望するもの

本書のヨーガ実践は、伝統と同時に科学的な研究にも支えられています。ヨーガから得られるものの探求に専念すれば、身体的・感情的な痛みの経験は変化するでしょう。

◼ 医師の助言または医薬品の代用

　本書中のエクササイズは、他の治療プログラムを補足するものであり、西洋医療であれ何であれ、進行中の効果的な治療プログラムをやめる必要はありません。本書中から得られるものであれ、医師の処方箋であれ、幸福や癒しの支えになるのであれば何でも実行してください。本書で提案していることは、医療専門家からの助言と取り替える必要があったり、その助言と矛盾したりするものではないのです。

最初の1歩

　第1章では、慢性疼痛の原因について学ぶことから旅が始まります。この章では、読者自身の慢性疼痛の経験について、研究成果による説明が書かれています。また、苦痛を終わらせるという、素晴らしい新たな希望も示しています。「これで慢性疼痛を理解できた。それを変える力があるのだ」とホッとするかもしれません。

　痛みについて考えるのにはうんざりしていて、ヨーガが健康と幸福について提供できる洞察についてすぐに学びたい場合には、第2章から始めてください。また、心身の直接の結びつきをある程度経験している場合は、先に進んで、今すぐエクササイズに取り組みましょう。第3章の呼吸法の実践から始めることをおすすめします。呼吸は、自分の体に安心感・制御感・くつろぎ感を再発見していくスタート地点です。同時に、すべての身体エクササイズと瞑想の基礎でもあります。

　私は、ヨーガ実践と知恵と慈悲の心で私の人生に真の変化をもたらしてくれた指導者たちへの感謝の念でいっぱいです。ヨーガは力、安らぎ、喜びを、私の心と体の両方に与えてくれました。以前私を苦しめた慢性疼痛は、かつて存在したものの薄い影となりました。そうなることが、読者の皆さまへの私の願いです。

苦痛とその原因から解放されますように。
真の健康、幸福、一体感を知ることができますように。
　　　　　　　　　　　　——伝統仏教瞑想

Chapter

1

痛みを理解する
Understanding Your Pain

　この章では痛みを、最新の神経科学、心理学、そして医学の成果に根ざした心身の観点から説明します。この説明は、皆さんがこれまでいだいていた痛みについての概念と相容れないところもあるかもしれませんが、慢性疼痛の神秘の大部分を理解する助けにもなるでしょう。

痛みについて知っている必要があること

　ここ数10年間の痛みに関する研究は、つぎの3つの重要な考えによって、慢性疼痛についての理解が大きく進歩しました。1番目は、痛みは心と体のプロセスであるという認識です。痛みは、肉体的なケガや病気だけでなく、思考や感情、ストレス、経験によっても作り出されるということです。2番目に重要な認識は、痛みが慢性になると、もはや通常の健全な疼痛反応と同じルールは通じなくなるということです。最後に、呼吸やリラクゼーション、瞑想、運動を通して、心身に本来

備わっている痛み抑制システムにアプローチすることへの理解が進歩したことです。

　この3つの考えは、今では医療分野で一般的に受け入れられており、痛みが継続するようになる理由と、継続する痛みに対してできることを説明する助けとなっています。現代の慢性疼痛の心身に対する見解は複雑ですが、その複雑さのおかげで、癒しのチャンスも豊富になったのです。痛みの経験を形成するたくさんの要素について読みすすんでいくと、1つ1つの要素が痛みの経験を変化させるための手段にも見えてくるのです。

痛みは心身の防御反応

　慢性痛における痛みの原因や原理を考えるまえに、痛みシステムの働きがどのように役立っているのか、少し考えてみましょう。

　痛みというのは、誰もが嫌なものですが、痛みは心と体のつながりを示す見事な模範例なのです。もし痛みの感覚がないとしたら世界は危険な場所となります。何故なら痛みは、肉体の安全や幸福が危険にさらされていることを知らせてくれるからです。傷ついたときは、痛みが自分自身を守る動機になります。つまり、痛みが、自分を傷つけうる事象を回避できるよう学ぶことを後押ししてくれるのです。

　では、痛みは、どのようにそれをおこなうのでしょうか。痛みは、すべての注意とエネルギーをもっとも差し迫った重要な課題へと向けるよう心身を調整し、自己防御をするのです。

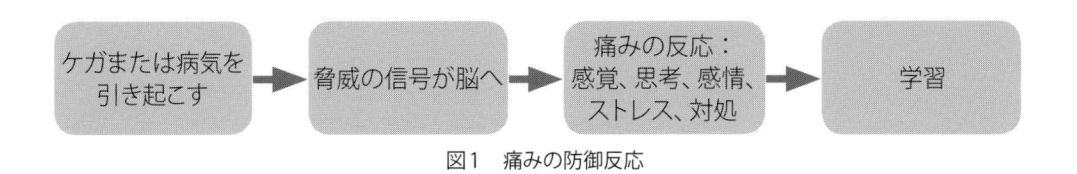

ケガまたは病気を引き起こす → 脅威の信号が脳へ → 痛みの反応：感覚、思考、感情、ストレス、対処 → 学習

図1　痛みの防御反応

痛みは脅威から始まる

　痛みの防御反応は、切り傷やヤケド、筋肉の炎症など、肉体的な脅威を経験したときに始まります。その脅威は、皮膚や筋肉、関節、器官の中にある、体が危険にさらされているという合図を認識する特別な神経によって検出されます。世界のすべてが安全であれば、それらの脅威探知機は沈黙しています。しかし、ケガや心的外傷があると、そこから脅威を知らせる合図が、脊髄を通って脳におくられます。

　脅威の合図が脳のある領域に届き、感覚情報の第1報を受けとると、脳がある種の評価を下します。何が起きているのだろうか。どれくらい深刻なのだろう。注意を払う必要があるだろうか。入ってきた合図に注意を払おうと脳が決断すると、そのメッセージは緊急事態への対応を助ける、脳の多くの領域に伝達されます。その脳領域ネットワークは、「痛み神経マトリックス（2001年、Melzack）」とよばれますが、公共放送システムのようなものだと考えてもよいでしょう。その情報は、必要としている人、あるいは対処法を知っている人ほぼ全員に伝えられます。

そのネットワークには、脅威の合図を痛み感覚に変換する脳領域も含まれるので、体内で何が起きているかを正確に知ることができます。そのメッセージはまた、目標や争うべきかを把握する脳領域にも伝わります。それによって、何が問題なのかということに注意を集中させることができ、状況を改善するためにできることを見つけ、解決策が得られるのです。脳の感情プロセス領域もメッセージを受け、恐怖から怒りまでの広範囲で反応を起こす引き金となります。これらの感情は、快適ではないけれども自己防衛のための動機付けにおいて、重要な役割を担います。これら、肉体的な痛みの感覚についての思考と感情が結びついて、あらゆる痛み経験の苦痛要素を作りあげているのです。何か妙だと感じることは、実は身を守るために必要なことを確実に実行するための脳の戦略なのです。

救済のためのスーパーシステム：ストレス

　痛み反応のおかげで、かなり惨めな思いをさせられると、痛みと苦痛を終わらせるために何かしなければ、という気になります。そこでストレスの出番です。行動を起こすのを後押しするために、脅威の合図が同時に発信され、体が緊急ストレス反応を起こすのに必要な脳領域に伝えられるのです。

　緊急ストレス反応は、神経系や内分泌系、免疫系の作用を調整し、これを「ストレスのスーパーシステム」とよぶ研究者もいます（2008年、Chapman、Tuckett、Woo Song）。このスーパーシステムが、自身の命を救おうと、突然発動し、生命を脅かす危機から身を守るためのエネルギーと、集中に必要な一連の生理的変化を引きおこすのです。交感神経系を高ぶらせ、心拍数と血圧を上げて、五感を鋭くし、筋緊張を高め、血流中の糖や脂肪という形で、体にエネルギーを注ぎます。内分泌系は、アドレナリンやその他のストレスホルモンを血流に放ち、それによって交感神経系の影響がさらに拡大します。免疫系は体中の炎症を増やすことによって、感染を防ぐ免疫細胞を活性化させて、傷を癒す準備、あるいはあらゆる有毒侵入物と闘う準備をします。そうした変化のため、緊張したり、イライラしたり、脆弱になったように感じたりするかもしれませんが、それが体にすばやい思考と行動のための準備であり、緊急時にとても役に立っているのです。

痛み経験から学ぶ

　脅威が去ったからといって、痛み反応が終わるわけではありません。心と体は、この驚異から将来、自身を守る手段が確実に身に付いているかどうか、非常に関心を持っています。それゆえ、神経系がこの痛み経験から学ぶプロセスが始まるのです。

　その痛みが深刻なものであれば、通常その事象は、終わったあとも長いあいだ精神的に繰り返されます。痛みを思い出し、その痛みについて人に話し、何が起きたのかを分析し、将来同じような痛みを避けるために何ができるだろうと考えたりするのです。痛みについて考えたり、ふたたびその痛みが戻ってくるのだろうか、そのときにはさらにひどい痛みだろうか、などと考えないようにするのは難しいかもしれません。

ほとんどの人が、この痛み経験の反芻を痛み反応とは切り離されたものとして考えますが、じつは、これこそが防御プロセスの重要な一部なのです。痛みが思考や記憶に刻みこまれることが、痛み経験から得られる学習に役立ち、さらなるやる気が湧いて、その後の同じような脅威を避けられるようになります。もちろん、この煩わしい考えに悩まされているあいだは、それほど役立っているという実感はないでしょう。しかし、そういった考えを振り払うことがなぜ難しいのかを理解できれば、その考えが現れたとき、自分に厳しくなる度合いが減ります。自身の安全を保つために、心が話を作りあげているのだとわかれば、心が描く最悪の筋書きを信じることも少なくなるでしょう。

　神経系は、また、無意識下でも学習しています。あらゆる種類のケガや病気は、短期間のものであろうと完治したように見えるものであろうと、神経系の痛み処理プロセスを変化させてしまいます。体はケガや病気を治すだけでなく、そこから学び、その経験を利用して未来を予測するのです。体内の脅威探知器から脳内ニューロンにいたるまで、痛みシステムのあらゆる部分は、将来、比較的容易に同様の脅威を探知して痛み防御反応を開始することができるようになるのです（2007年、Tracey、Mantyh）。

　最初の痛みの感覚から問題解決、感情的苦痛、ストレス反応、学習までの脳の完全な防御反応一式が、個人特有の痛み経験を形成するのです。痛みとは、単に肉体的な感覚だけではなく、人間としての経験の複合物なのです。そのため、人生のあらゆる局面に痛みが顔を出し、思考や感情、行動に影響をおよぼすのです。

　結局のところ、痛みの防御反応は緊急事態を乗り越えたり、短期間の痛みに対処するのに悪いシステムではありません。しかし、残念なことに、肉体的に危険な世界で生き残るための痛みをより効果的にしている手段そのものが、慢性疼痛を複雑にかつ持続的にしているのです。つぎに、痛みの防御反応が慢性疼痛に変化するときに何が起きるのか、そのときに何ができるのかについて、考えてみましょう。

急性疼痛VS慢性疼痛

　慢性疼痛について、最初に認識することのひとつは、さきに記したように、急性疼痛の一般ルール通りにはいかないということです。まず、急性疼痛と慢性疼痛の違いを理解することが、痛みを緩和したり対処する能力にとって肝要です。

　急性疼痛とは、ある種のケガや病気に対する即時的かつ一時的な反応です。さきに述べたように、それは、体への脅威で始まり、合理的な防御反応へと誘導されます。急性疼痛は、ほとんどの場合、体への脅威を示す信頼性の高い指針です。脚をぶつければ傷ついたところに即座に痛みを感じます。手を熱いストーブにおけば、肌が危険な熱と出会ったところに痛みを感じます。概して、痛みの鋭さは脅威の深刻さと一致しています。つまり、脅威が大きいほど痛みも強いのです。脅威が過ぎ去ると体は癒され、痛みもなくなります。簡単に言うと、急な痛みを感じたときは、感じていることと体に起きていることのあいだに良好な結びつきがあると推測できるのです。

　自分の痛みについて誰かに話すことがあるかもしれませんが、その誰かも含め、ほとんどの人

は、慢性疼痛のはたらきも同じだと考えています。慢性疼痛を患っていると、「体内に抱えた慢性的な脅威が脳に警告を与えつづけているもの」と仮定します。また、「その痛みが悪化すると、その原因は体内の脅威が悪化しているからにちがいない」と考えるのです。

　慢性疼痛の場合、そういうことはまずありません。慢性疼痛は、3つの重要な点で急性疼痛と異なります。まず、体は脅威に対していっそう敏感になり、その脅威が小さいものであっても、あるいは存在しないときですら、脅威のシグナルを脳におくります。つぎに脳がおこなうのは、状況を脅威として、感覚を痛みとして解釈し、実際の危険の大きさ以上の痛み反応を作り出すのです。最後に、痛み経験が繰り返されることによって、感覚、苦痛、ストレスなどの、一連の痛み反応の境界線が曖昧になります。そのため、どれかひとつが痛みの防御反応全体を刺激する引き金となるのです。

　これらの違いから、慢性疼痛は急性疼痛に比べて、体内で起きていることについての合図としての信用度ははるかに低い、ということになるのです。感じる痛みは、体にとって本物の脅威を反映しているかもしれませんが、そうでないことも同じくらいあるのです。痛みが反映しているのは、心身の過剰な防御反応です。慢性疼痛のほとんどの場合、心と体は、痛みと苦痛の強烈な経験から、ほんのわずかな脅威を検出して、完全な防御反応を準備する方法を、過度に学習してしまったのです。

慢性疼痛は学習した心身の過剰な防御反応

　慢性疼痛の大部分の形は、間違った学習結果として、よく説明されています（2008年、Garcia-Larea、Magnin）。将来の脅威から身を守ろうとする心と体は、抱えている痛みと苦痛を増幅することを学習します。2種類の学習がこのプロセスで重要な役割を果たします。すなわち、痛みに対する鋭敏化と、すべての脅威（たとえ体と無関係であっても）を肉体的な痛みとして解釈することです。

鋭敏化：心と体が脅威に耳をすますとき

　慢性疼痛に苦しむ人の大部分は、つぎの疼痛発作を、あるいは痛みがさらに悪化することを警戒しています。自分では気づいていないかもしれませんが、神経系も同様のことをおこなっているのです。それは「痛みの鋭敏化（pain sensitization）」と呼ばれ、痛みプロセスの全段階で起こります。たとえば、神経末端の脅威探知器は非常に敏感になり、血圧の上昇や緊張、体内の炎症など、どんな兆候にも反応するようになることがあります（2008年、Staud、Spaeth）。脅威の合図を待ちかまえていた脳は、脅威のシグナルを優先し、迅速に処理して脳へ伝えるよう神経系に指示します（2002年、Porreca、Ossipov、Gebhart）。これはまた、神経系も痛みに関するコミュニケーション能力が増し、脅威の合図が体から脳へ、かつ脳領域間で伝わるコミュニケーションスピードが上がるのです。慢性疼痛のなかには、手を撫でられる程度の軽い圧力のように無害な身体的感覚でも、神経系は脅威として解釈し、驚くほど強い痛みを作りだすものがあるのです（2006

年、Mainhofner、Handwerker、Birklein)。

　慢性疼痛を抱える人すべてが、そういった変化全部を経験するわけではありませんが、なんらかの過敏化が痛みに寄与している可能性は高いといえます。覚えておくべき重要なことは、この種の学習およびその結果としての慢性疼痛は、現実の脅威に対して誇張された反応だということです。この痛みの防御反応は過反応であり、慢性疼痛の頻度、持続時間、強烈さは、体への実際の脅威をはるかに超えている可能性があります。実際痛みを感じているときに、その痛みは、体に何か大きな間違いが起きていることを意味するのだと納得することは、難しいかもしれません。しかし、痛みの強さが傷や病気の深刻さに比例しているとは限らないとわかれば、どうしようもないほど心配が大きくなったとき、慰めにはなるでしょう。

神経可塑性：なぜ痛みに「うまく」対応できるようになるのか

　過去の痛みのせいで、未来の痛みに対していっそう敏感になるのはなぜでしょうか。それは人の神経系の大いなる不思議のひとつ、神経系は経験に反応して、そこから学習する能力があるからだということです。この能力を神経可塑性と呼びます。一般的には、神経系が指示された課題をよりうまくおこなえるようになることを意味します。

　神経可塑性は、ジャグリングや片足バランスなどの新しい技の習得を含むどんな形の学習にも、たいへん役に立ちます。神経系は経験から学ぶので、脳は体から得るフィードバックの意味をうまく解釈できるようになります。また、体に何をするべきかも、うまく指示できるようになります。片足でバランスをとるという場合には、神経系は倒れる危険性の兆候にいっそう敏感になります。また、神経系も、バランスを保つ身体反応を刺激する情報を、うまく利用できるようになります。神経系が痛みに対する対処法が向上するのと、それほど違いはありません。繰り返し痛みを経験することによって、神経系は、脅威の探知能力と、痛みの防御反応が向上するようになるのです（2002年、Petersen-Felix、Curatolo）。しかし、残念なことに、慢性疼痛の場合、神経可塑性の神秘は、それほど素晴らしくないということになります。逆説的ですが、経験から学び、痛みに「うまく」対処できるようになることは、痛みの緩和ではなく、痛みのさらなる悪化を意味するのです。

　しかしながら、神経可塑性は、練習することには何にでも反応しやすくなるということを覚えておいてください。すなわち痛みストレス反応だけでなく、リラクゼーションや受容、感謝などの癒し反応にも当てはまります。神経可塑性は慢性疼痛を説明するだけでなく、解決策も提供しているのです。

慢性疼痛と慢性ストレス：なぜどちらも傷つくのか

　慢性疼痛によって、体は肉体の痛みに対して敏感になるだけでなく、肉体的・感情的・社会的といった、あらゆる種類のストレスに対しても敏感になります。このように敏感さが増すのも、神経可塑性によるものです。ストレス反応を引き起こす痛み経験は、どれもそのストレス反応を強化してしまいます。痛み経験を何度も繰り返すと、痛みの感覚だけでなく、争いや安全を脅かすものす

べてを探知する脳領域の感受性が強化されます（2007年Zhuo、2008年Goncalves、他）。肉体の慢性疼痛が不安症や抑うつ症など感情の慢性苦痛へと発展するのは、この種の学習が大きな役割を果たしている可能性があるのです。

慢性疼痛が、慢性ストレスの影響を受けやすい体にするだけでなく、慢性ストレスも、肉体の痛みに対する敏感性を強くするのだとも考えられています（2000年、Lariviere、Melzack）。炎症や興奮を含むストレス反応の生理学的変化は、心と体にとって完璧な学習環境となり、痛みが慢性化する可能性が高まります（2008年、Finestone、Alfeeli、Fisher）。したがって、慢性ストレスは、肉体的な痛み経験と同様の変化を神経系にもたらします。その結果、体内の脅威探知機はいっそう敏感になり、神経系はより熱心に脅威の合図を脳へおくるようになり、脳は感覚をすぐに痛みとして解釈するようになるのです（2007年、Tracey、Mantyh）。

心の中で肉体的痛みとストレスを分離できなくなったら、どうなるでしょうか。実は、神経系にとっては同じ問題なのです。痛みもストレスも生存システムのあらわれであり、この２つは重複しているところが多いので、神経系は身体的・感情的・金銭的・社会的などの全ての脅威を肉体的痛みのように扱い始める可能性があるのです。

痛み反応を感じるたびに、脳は多くの異なる感覚・思考・感情と環境内にある痛み経験を引き起こすきっかけとを結びつけるのです。その結びつきが強ければ、脳内で肉体的痛みと結びついているもの（ストレス、怒り、睡眠不足、痛みの記憶、将来への不安など）が、なんであっても、痛みの防御反応である感覚、苦痛、その他すべてを引き起こすことになります。すなわち、痛み反応は、仕事のストレスや家族とのけんかなど過去の痛みや肉体と無関係な脅威によっても引き起こされることがあります。さらに驚くべきことに、心理的脅威が痛みを誘導する変化を体にもたらすこともあるのです。たとえば、慢性腰痛を抱える人たちは、ストレスによってあるパターンの筋緊張を起こすことがわかっています（2008年、Glombiewski、Tersek、Rief）。一般的な痛み反応とは異なり、肉体的な慢性疼痛は脳で始まり、それから体の他の部分へと進行していくのです。

この研究で、もっとも重要かつ絶対に知っておかなくてはならないことは、ストレスが慢性疼痛の大きな部分を占める、ということです。ストレスが痛みの結果であり、原因であり、ほとんどの人びとにとって、ストレスそのものの慢性的な状態なのです。そういった理由から、ストレスの軽減方法を学ぶことが、慢性疼痛の予防・対処にもっとも重要なステップの１つだといえます。制御能力や社会的支援、瞑想といったストレスを軽減するものの多くが、肉体の痛みをも軽減します。したがってそれらのことに集中することの方が、体の悪いところを見つけたり、治療しようと試みるよりも、慢性疼痛にはずっと大きな効果をもたらすことになるのです。

希望を持てる理由

慢性疼痛に関して、悪いニュースが多いにもかかわらず、希望を持てる大きな理由が２つあります。

１つめは、心と体には本来、癒し反応がそなわっており、それは痛みとストレスに対する防御反応と同じくらい強力だということです。その癒し反応には、体が本来持っている痛みを抑制するシ

ステムやリラクゼーション反応、および喜びや感謝などの肯定的感情が含まれます。そういった反応を活性化させて痛みやストレスの影響を打ち消し、体がケガや病気から回復するのをうながすよう学習することができます。

　2つめの希望的な理由は、学習とは一生続くものであり、学習によって起きた変化は永遠に続くとは限らないということです。痛みやストレスに対する敏感さは復元力にもなり得ます。神経可塑性は癒しのために利用できるのです。慢性疼痛の扱い方を学習した心と体にとってのつぎの課題は、新しいことの習得です。

　本書の残りでは、希望を持てるその2つの理由について述べていきます。すでに慢性疼痛の要因についての理解は深まりましたが、いちばん重要な情報はまだこれからです。このあとの各章で、その癒し反応について1つ1つ詳しく学び、苦痛を減らし痛みを癒すための使い方をわかりやすく説明していきます。

心と体をヨーガで再教育する

　慢性のストレス・痛み反応を消去する最良の方法は、心身に健康的な反応を新しく体験させることです。それこそまさに本書で学ぶこと、すなわち健康と幸福を選択する方法を教えてくれるヨーガの実践です。

　第2章では、ヨーガが慢性疼痛を消し去るのに、なぜそれほど有望なアプローチ法なのかを学びます。簡単にいうと、ヨーガは痛み反応のあらゆる側面に対処する手段を与えてくれる、総合的な心身システムなのです。ヨーガの実践には、リラクゼーション、ストレス軽減、困難な感情の取り扱いがあり、痛みについての信念や思考を知り、痛み感覚に対する反応を小さくする精神的訓練もあります。

　ヨーガは、予測不可能な体に翻弄される感情ではなく、癒しの源として心を使う方法を教えてくれるのです。また、ヨーガは身体管理のための明確な方法を教えてくれ、痛みで苦しいときでもその経験をコントロールする方法を教えてくれます。

　ヨーガは、慢性の痛みストレス反応を心身の「慢性の癒し」反応へと変化させる手助けをすることによって、慢性疼痛の苦痛を軽減する以上の役目を果たします。体力と勇気、そして人生のあらゆる領域における喜びを与えてくれるのです。

Chapter 2

ヨーガ
心・体・魂を
再統合する

Yoga
Reuniting Mind,Body,and Spirit

　神経科学、心理学、医学によって、痛みの持続する理由やその過程がわかりやすく説明できるようになってきた反面、満足のいく解決策はまだないのです。鎮痛薬は長期的に服用しても、効果のみられないことが多いのが現状です。痛みマネジメントプログラムは、一般的に、痛み経験を変化させることではなく、痛みに対処することに焦点を当てています。

ここでヨーガの登場です。ヨーガの伝統は不要な苦痛を終わらせる体系を発展させてきました。それは、ヨーガの目的や実践について約2千年前に書かれた最初の指南書『ヨーガ・スートラ』の中に記されていたことからわかります。

ヨーガの哲学は苦痛からの解放という希望を示し、ヨーガの実践は癒しの手段を与えてくれます。本章では、ヨーガの伝統から主要な考え方の一部を紹介し、不要な痛みや苦しみを終わらせる道へといざないます。その考え方は、第1章で述べた科学に魂（以下に述べる意味での）を吹きこみ、このあとの各章で学ぶ実践を理解する枠組みを提示します。

心・体・魂 (マインド・ボディ・スピリット)

現代科学は、いわゆる「心」（マインド）と「体」（ボディ）が切り離せないものであることを証明してきました。そのことはホリスティックな視野として大切な基盤ですが、人であることの意味について大切なもの、「魂」（スピリット）を見逃しています。

ヨーガはこの欠けた側面を加えています。ヨーガ伝統によると、人のシステムには体と心だけではなく、呼吸、知恵、そして喜びがあります。呼吸は活力を与えてくれる生命源であり、知恵は内的な案内役であり、喜びは自身よりも大きなものとの結びつきです。その3つの側面を1つにして、魂の概念としてとらえています。また、一般的な医療的あるいは科学的見地からみると、あまりに頻繁に無視されているものもヨーガでは指摘されています。それは、1人1人が生まれながら持っている癒しと幸福を感じる能力です。

体と心と魂のヨーガにおけるとらえ方は何千年もの昔に初めて記されましたが、その洞察は現在にも大いに関係しています。科学が体と心を切り離せないものとして認識しているのと同様に、ヨーガ哲学においても体と心、そして魂は1つのまとまりとしてつながっています。人の健康を理解するには、体、心、呼吸、知恵、喜びという5つの側面すべてが等しく重要です。その側面のどのバランスが悪くてもほかのすべてに影響し、また、どの側面で癒しが起きても、ほかの全部に広がるのです。

呼吸

ヨーガの伝統的言語では、呼吸と生命力を同じ単語で表し、「プラーナ」といいます。プラーナは人のあらゆる行動・思考・感情を支えるエネルギーです。プラーナは呼吸から生じますが、体によって生命が吹き込まれていきます。

ヨギ（ヨーガ行者）は、体内のプラーナの流れが体を癒すと考えています。プラーナが弱ければ、疲れたり、気分が悪かったり、気持ちが沈んだり、あるいは痛みを感じたりします。プラーナが強いと、活気にあふれ、幸せと力強さを感じるのです。体内のプラーナの流れは、体がおこなう睡眠や運動、仕事ばかりでなく、食べ物や飲み物、薬など、体に取りこまれるものすべての影響を受けると考えられます。とはいえ、プラーナともっとも直接結びついているのは、呼吸という単純な行為です。このことを考慮すれば、呼吸の質が幸福にどのように影響するか、容易に理解できます。

呼吸はプラーナの基本なので、ヨーガ伝統では、体に流れる生命力を支える多くの呼吸法を開発してきました。その呼吸法はプラーナーヤーマとよばれ、文字通りには「エネルギー管理」と訳せます。本書で学ぶ呼吸実践法の考えは、プラーナーヤーマにもとづいています。その実践法は、エネルギー、気分、幸福を支えるための手段なのです。

呼吸はプラーナを支えるので、本書で学ぶヨーガ実践すべての中心となります。それが、つぎの章で、ヨーガプログラムを呼吸への気づきとプラーナーヤーマの実践からスタートする理由です。

知恵

ほとんどの人は、助言を自身の外に求めます。その範囲は専門家や関係当局、医師、そして筆者にまでおよびます。専門的な情報や意見を集める必要のあるときは、それでかまいません。しかしヨーガでは伝統的に、専門家の知恵の集合体を越えた内的ガイドがいると考えられています。この内なる知恵は、外部のどんな権威者の知識より、自身にとっての真実を語ってくれ、また心の平安を得る方法について教えてくれるのです。

ヨーガの心・体・魂の考え方において、知恵は、知識や知性というよりも、直感や気づきに近いといえます。瞬間瞬間に真実や必要なことを判別できる能力のことです。それはまた、苦痛を生み出すストレス、失望感、自己批判、不安などを含む心の習慣を見通す能力でもあるのです。ヨーガは、誰にでもこの能力があることを教えてくれ、この能力は自分が何者であるかということの重要な部分なのです。

呼吸、体、思考、感情の内的ガイドに注意を払うことによって、その能力を開発することができます。ヨーガ、なかでも瞑想は、内なる知恵の助言と心の無用な習慣からの助言とを区別する方法を教えてくれます。またヨーガによって自立本能が開発されて、健康になって痛みから解放されるために、体が何を必要としているのかを理解できるようになります。そのガイドと再結合したときには、強力な体力源と、人生の試練に取り組む洞察がそなわっているでしょう。

喜び

ヨーガは、幸福や感謝、平和といった自然な喜びを、人であることの本質であるとしています。この種の喜びは、人生において、ある特別な瞬間に感じられたかもしれません。子どもが誕生したときや日没時、あるいは何かの体験や創造的な仕事に没頭しているときかもしれません。そのような瞬間は外部のできごとからの影響を受けません。そういった特別な瞬間には、自然な幸福の状態に容易に触れることができるのです。

ヨーガの見解では、本質と呼ばれるものにもっとも近いものが喜びです。それは、思考や気分、そのときの状況によって揺らいだり、変化したりすぐに消滅したりするような幸せではありません。それとは対照的な、この瞬間にも安らぎを感じられる能力が、自分という人間の中核を形成しています。この内的な喜びは、人生における変化にあってもそれほど脆いものでなく、間違いを正そうが欲しいものを得ようが、影響されません。慢性疼痛でさえ、人の本質的な喜びを感じるこの能

力を取り去ることはできないのです。

　ヨーガの実践は、この内なる喜びとの再会を助けます。感謝の瞑想であれ、心身がくつろぐリラクゼーションポーズであれ、あるいは体内エネルギーの流れを強化する呼吸法であれ、自然な幸福感に戻してくれるという利点は共通しているのです。

サンスカーラ：苦痛と変容の種

　知恵と喜びが呼吸と体と同様にあなたの一部であるならば、何故その自然な状態から簡単に切り離されてしまうのでしょうか。現代科学もヨーガも、その質問に対しては同じ答えを持っています。すなわち現在の痛みや苦しみは、過去の痛みや心的外傷、ストレス、喪失、病気などに根ざしているのです。

　慢性的な痛みや苦しみは、しばしば過去の経験にもとづいて学習した反応です。現代科学では過去の経験から学ぶプロセスの説明に「神経可塑性」という語を、ヨーガでは「サンスカーラ」という語をもちいます。サンスカーラは体と心の記憶であり、現在進行中の経験に影響をおよぼします。ヨーガ哲学では、思考や感情、感覚を含むあらゆる経験は、体と心と魂に痕跡を残すと教えています。すべての経験は、人生についての教えとして保存されるのです。

　その教えは、単なる経験の記録というだけにとどまりません。新しい経験にどう反応するかという設計図でもあるのです。サンスカーラが体と心の習慣になると、過去の経験や行動を繰り返しやすく、過去の経験というフィルターを通して世界を解釈しがちになります。この習慣によって、人は同じ感情を抱き、同じ思考を繰り返し、さらには同じ痛みを経験するようになり、いきづまるのです。

ヨーガは肯定的な変容のプロセスである

　サンスカーラはかならずしも苦痛へ誘導するとはかぎらず、肯定的な変化へと誘導することも可能なのです。心的外傷と同様、病気や痛み、ストレスは体と心に痕跡を残しますが、肯定的な経験も同じです。リラクゼーションや安らぎ、心躍る動き、感謝、その他の肯定的な思考や感情は、心・体・魂を変化させます。すなわち、実践したことが経験になり、実践したことが人をつくるのです。

　ヨーガ・スートラでは、ヨーガ行者の聖人パタンジャリがサンスカーラを変化させる方法について、つぎのように提言しています。「心の否定的な習慣から解放されたければ、意識してその逆を実践すること（vitarka badhane pratipaksha bhavanam）。」いいかえれば、古い習慣に起因する苦痛から解放されたければ、新しいことを実践する必要があるということです。

　ヨーガは、長い年月をかけて試されてきたシステムです。ヨーガを実践すると、苦痛へと誘導するサンスカーラは消え去り、体と心の肯定的な新習慣が取って代わります。サンスカーラを変えるヨーガの実践法は簡単でわかりやすいものです。その1つめは習慣と、その習慣がどのように苦痛へと誘導されるかに気づくこと、2つめがその習慣とは正反対の行動を実践し、その結果、苦痛が減るかどうかに気づくことです。

わかりやすい例として、首を緊張させる癖からくる痛みから解放されたいと思っている自分を想像してください。ヨーガは、つぎの2つのことをおこなう上で、役に立ちます。第1に、首を含む体を緊張させる時と場所、そしてその緊張がどのように不快へと導くかに気づくこと、第2に、呼吸し、首をほぐすストレッチをおこない、体を緊張させているストレスを取りのぞく方法を学ぶことです。

そのプロセスが、本書の実践内容すべての基本です。ヨーガの実践は、どれも体や心、魂に、あらためて肯定的な痕跡をつける機会です。まず、慢性的な痛みや苦しみを引き起こす心身の癖を識別出来るようになるでしょう。つぎに、1つ1つの癖を解放し、呼吸や動き、リラクゼーション、瞑想を通して癒しとなるその正反対のおこないを、意識的に実践する方法へとみちびかれていきます。

変容のツール

ヨーガ伝統には変容のためのツールが数多く存在しますが、自分にとって最適なものを見つける最良の方法は、そのすべてをためしてみることです。

本書では、慢性疼痛のために特別にえらんだ、広範囲にわたる伝統的ヨーガの実践法が紹介されています。実践法は総じて体、心、魂の全側面に対処していて、健康や一体感、幸福感を取りもどすのに役立つでしょう。

各章の実践法をおこなうときには、直感のおもむくままにしたがってください。共鳴できる実践法が見つかったら、そこにしばらくとどまって、毎日実践しましょう。そうして、体にとっての経験がどう変化するか観察してください。思考と感情がどう変化するか、意識しましょう。また、それ以外の変化が人生にあらわれるかどうか、観察しましょう。

ヨーガは、体、呼吸、心、知恵、喜びといった5次元の人としての経験が、奥深いところで互いに結びついていることを教えてくれます。苦しみを終わらせるために、どこからでも始められ、心と体のどの層を通じて癒しの機能を働かせてもかまいません。呼吸を開始点とするヨーガ実践は、体の全システムに影響します。心を開始点とする瞑想は、内にある知恵を利用する手段を与えてくれ、自然な喜びの状態との再結合を助けてくれるでしょう。体と呼吸を開始点とする運動の実践は、動く瞑想として心を落ち着かせるでしょう。本書中のどの実践も、ヨーガの完全なる癒しの恩恵を解くカギとなるでしょう。

あなたを元気にさせる実践、痛みの管理に役立つ実践が見つかるにしたがい、他のヨーガ実践も加えていってください。第8章では、全部をまとめて、個人別に最適な癒しにもとづいた実践法をつくる方法を示します。

本当の自分への帰郷

本章の中からひとつ記憶に残すとすれば、それは、知恵も喜びも人であることの証として本来備わっている自然そのものである、というヨーガの前提です。知恵と喜びはどんなときでも、心と体に何が起きていようと存在しています。そういった意味では、知恵と喜びは単なる精神活動の高度な形態というわけではないのです。内なる知恵と喜びは常に流れている思考や感情、感覚を

超えています。人であることの証の中核なのです。そういった見地から、皆さんは確信を持ってこう言うことができます。「痛みがあるとしても、自分はすでに完全であり、すでに癒されている」と。
　ヨーガは、「結合」を意味するサンスクリット語のyugから派生しています。筆者自身はヨーガの実践を再結合、つまり、人の本質部分あるいは本当の自分へ帰郷して、それを体験させるいざないであると考えることを好みます。人生で何が起きていようと、今この瞬間、自分の心と体に避難し、平安を経験できるのです。

Chapter

3

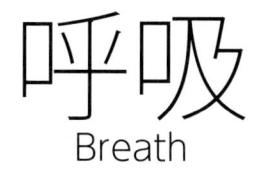

呼吸
Breath

　ヨーガの伝統的言語では、1つの単語「プラーナ」は呼吸とエネルギーの両方を意味します。これは偶然ではありません。1つ1つの呼吸は体に酸素を供給することによって、すべての行動と体が必要とするものすべてを支えています。どんな呼吸をしようと、呼吸はすでにあなたを命と結びつけています。吸う息全部、はく息全部が、ほとんど努力のいらない、処方も不要な癒し行為としてみなすことができるのです。

　呼吸はまた、ストレス反応や痛み反応の一部なのですが、意識的に変えることがもっとも容易なものでもあります。ある脳細胞から別の脳細胞へ痛みの信号が送信されるのを意識的に遮断したり、ストレスホルモンが副腎から放出されるのを止めるのは容易ではありません。しかし、ゆっくり呼吸したり、深く呼吸したりすることは容易に習得できます。ほんの少し、呼吸に注意を向けるだけでよいのです。呼吸を少し変えるだけで、心身の機能に大きな変化がもたらされ、ストレスホルモンは低下し、痛みへの過敏性も弱まるでしょう。

ストレスや痛み反応を遮断するための呼吸変化には、呼吸を止めたり、呼吸器系の離れ技を覚えたりする必要はありません。その技術は簡単で心地よいものであり、いつでもどこでもおこなうことができます。呼吸の感覚に注意を向けるだけでストレスが減り、気分が良くなることが、研究によって証明されています（2006年、Arch、Craske）。呼吸は取り掛かりやすく、慢性疼痛サイクルを変えるスタート地点としては完璧です。

　本章では、呼吸が痛みを癒すツールとして、なぜそれほど重要なのかについて学びます。また(1)意識呼吸、(2)静かな動きとストレッチを通しての自然呼吸、(3)ストレスと痛みを和らげる呼吸技術、という3種類の異なるヨーガの呼吸法についても学びます。

呼吸は心と体を結ぶ双方向通路

　ストレスが大きいと、呼吸はどうなりますか？　痛みに苦しんでいるときは？　これまで意識したことがないのであれば、今から意識してみましょう。ストレスと痛みが最初にあらわれるのは呼吸だと気づくはずです。

　ヨーガでは、呼吸が心身の状態を反映するものだと認識しています。恐怖や怒り、悲しみ、病気、痛みで体と心に支障をきたすと、呼吸に問題が生じます。人によっては痛みとストレスによって息を止めたり、呼吸が浅くなったり、呼吸困難におちいったりすることもあります。それは体が痛みやストレスから自分を守ろうとする、一般的な離脱反応です。また、痛みやストレスによって呼吸が速くなったり、過呼吸になる人もいます。これは体が戦う、あるいは脅威から逃れる必要があると考えて、エネルギーを蓄えようとする一般的な緊急反応です。自分の呼吸がどちらのパターンであるかは、痛みとストレスの種類によってことなります。

　このような変化は、身体的・感情的ストレスから身を守るための正常で本能的な身体反応です。「正常な」というのは、もちろん健康的という意味とはかぎりません。慢性的ストレス・痛みに苦しんでいれば、それに応じた呼吸パターンが正常となるのです。それは、とうてい理想的ではありません。ストレスと痛みを反映する呼吸パターンは、ストレスと痛みをも増幅するからです。また、プラーナの自然な流れから自身を切り離し、必要なエネルギーを供給する体の能力も妨害するでしょう。

　そんなことになる必要性はどこにもありません。痛みやストレスを抱えているときに、意識的に呼吸を楽にすることを学ぶことができます。楽に呼吸できていると、神経系は、安全だ、心配ないというメッセージを受けとります。このメッセージが心身の一連の変化をおこし、痛み・ストレスの緊急反応を回避あるいは遮断することができるのです。その結果、気分はすぐに良くなり、痛みとストレスに反応する健康的な方法を、心と体に教えることができるのです。

呼吸を利用して心身の状態を変化させる

　呼吸と感情の双方向のつながりは、喜び・怒り・悲しみ・恐れのあいだで呼吸がどのように自然に変化するかを観察した研究の中で、わかりやすく示されています（2002年、Philippot、

Chapelle、Blairy)。研究者たちはこの4つの感情を参加者たちに起こさせて、呼吸の速度や深さ、動き、緊張度、その他呼吸にあらわれる変化を計測しました。その結果、それぞれの感情には特徴的な変化が見られました。たとえば、喜びは、一定でなめらかな、ゆっくりと深い、リラックスした呼吸と結びついていました。それに対して、悲しみは、不定期で浅く力の入った、ため息と震えが混じった呼吸と結びついていたのです。

　2番目の研究で、研究者たちは各感情の観察を、呼吸の指示に代えました。参加者たちに、呼吸パターンが各感情と結びついていることを知らせないまま、指示に応じて呼吸を変えさせました。その結果、呼吸パターンはそれぞれそれと結びついている感情を、ほかの感情の引き金や刺激なしに、確実に作りだすことがわかりました。

　この研究やその他の類似な研究によって証明されたことは、本章の呼吸法を試したときに自分に起きることで納得することができるでしょう。呼吸は、慢性の痛みやストレスを増幅するサイクルを遮断する強力なツールです。心地よさや安心感、喜びを支えるような呼吸の仕方を身につけると、苦しみを超えて、その経験を実際に選択できるのです。

実践編

意識呼吸

呼吸をするときの息が体を出入りする動きと体の動きに意識を向けます。

実践
- 健康と幸福、生きている喜びを味わいたいとき。
- ストレスや痛みの症状がでているあいだ、注意を外らし、安心感やコントロール感、大いなる安らぎを見つけたいとき。
- 時間はほんの1分間、あるいは好きなだけ長く。

自分が呼吸していることはおわかりでしょう。ですが、呼吸を感じられますか？ 息が鼻や口、のどを通って体を出たり入ったりしているのを感じますか？ 息を吸ったりはいたりするとき、腹部の動きを感じられますか？ 意識呼吸とはそういうこと、つまり、呼吸をどのように感じるかに意識を向け、気づくことなのです。

単純でそれほど面白味もなさそうに思えるかもしれませんが、呼吸に意識を向ければ向けるほど、多くの発見があります。呼吸の感覚に集中することによって、体の感覚に意識を向けられるようになります。このスキルは痛みで苦しいとき、たいへん重宝します。心が痛み感覚に本能的に引きつけられる一方で、ほかの感覚にもっと多くの注意を払うよう誘導することができるでしょう。そうすることによって、意識呼吸は心身にとって驚くほど心地よいものとなります。

準備

意識呼吸はどんな姿勢でもおこなうことができますが、楽にすわった姿勢が意識を集中し続けるのにいちばんよいかもしれません。姿勢を正して椅子に腰掛けてもよいし、臀部の下にクッションを敷いて支えにして、脚を組んで床にすわってもかまいません。

息をコントロールしようとせず自然に呼吸し、深く、あるいは「楽な」呼吸をしていきます。気づくこと以外の何かを成そうとするわけではなく、正しい呼吸法というものもありません。呼吸を意識できるようになればなるほど、呼吸の質が変化していることに気づくでしょう。呼吸はゆっくりになったり、深くなったりするでしょう。単に呼吸が楽になったように感じるだけかもしれません。そういったことが自然に起きるがままにまかせましょう。何かを起こそうと緊張したり力をいれたりしないようにします。正反対の経験をしたり、呼吸を意識することがストレスだと感じたら、いつでも止めてかまいません。

以下に説明することは、呼吸するときの具体的な感覚に気づく助けになります。この説明を最初に読むときは、読み進む順序通りに実践してみましょう。何を感じるか探求し、その感覚に意

識を向けながら2、3回呼吸したら、好きなときに別の感覚へ移ります。呼吸と、呼吸することがどういう感覚なのかがわかるようになってきます。これを最初にひと通りおこなうことは、食事のメニューにざっと目を通して、注文前に全部ひと口ずつ味見するようなものです。

そうして初めにざっと目を通した後、ただ目を閉じて、気づくものに意識を向ければよいのです。これが意識呼吸を実践するうえで最もよい方法です。注意を払えるものが何かあるような感覚をおぼえるので、チェックリストのようなものを見る必要はありません。ただ、呼吸する感覚に注意を向けていきましょう。命につながるエネルギーの自然な流れを、ただ感じてください。

これを定期的におこなえば、腹部が膨らんだり、息が鼻を通して出入りするのを感じるなど、なんらかの感覚が気持ちを落ち着かせ、自分自身を体に取りもどすのに最適な働きをすることを発見するでしょう。そうなったら、その感覚だけに意識を集中して、意識呼吸をおこないましょう。

息がどのように体を出入りしているかに意識を向ける

呼吸するとき、1つ1つの息に意識を向けることから始めます。息を吸うときは、息を吸っていることに意識を向けましょう。はき出すときは、息をはいていることに意識を向けます。意識を集中するために、心の中で「吸って、はいて」とつぶやいてもよいでしょう。心地よく確実に呼吸に意識が向けられるようになるまで続けて下さい。

こんどは、息が鼻を通っているか、口を通っているかに意識を向けます。息が体を出たり入ったりするのを意識し、息が鼻や口、のどを通って移動するのを感じてください。のどやあご、口、顔に緊張を感じたら、そのことに意識を向けます。そうしたら、力を抜いてみて下さい。呼吸に何か音を感じますか？ もしそうならば、それは外的な音（他の人にも聞こえる音）でしょうか？ それとも内的な音（他の人には聞こえない音）でしょうか？ 音を感じたら、2、3呼吸しながら耳をすませてみてください。

呼吸とともに体がどう動くかに意識を向ける

つぎに、両手を腹部に当てます。呼吸しているとき、何が起きているか意識を向けてください。息を吸うと腹部が膨らみ、はくとしぼむのを感じますか。両手を通して腹部の動きを感じることができますか。息を吸うと腹部内部で腹筋や肌が伸びて、はくと縮むのを感じられるでしょうか。

つぎに、胸郭に両手を当てて、呼吸とともにどう動くかに意識を向けます。膨らんだりしぼんだりするのを感じるでしょうか。気楽に、気長にやって下さい。両手をどこに当てても呼吸できるのですから。両手で動きの感覚を聞きましょう。それから、意識を胸郭そのものの感覚へと移します。息を吸うと肋骨が広がり、筋肉や肌が伸びるのを感じてください。息をはくと、縮小して内側へ引

いていくのを感じましょう。
　こんどは片手を胸に当てて、呼吸とともに胸がどう動くかに意識を向けます。息を吸うと胸がゆっくりと盛り上がり、はくと下がるのを感じますか。その動きをてのひらと胸の内側の両方で感じるでしょうか。肋骨上部と、その内側で肺が広がる感覚に気づいてみて下さい。
　最後に、どこか心地よく感じるところに両手を当てます。体を出入りする呼吸の動きと、呼吸するときの体の動きのすべてに意識を向けます。　呼吸する度に1つの息が入ってきて、1つの息が出ていく感覚に気づいてみましょう。それが生命を維持するエネルギーとの結びつきです。それを、ただ歓迎していればよいのです。呼吸に意識を向けることによって、呼吸が癒しとくつろぎをうながす方法となるのです。

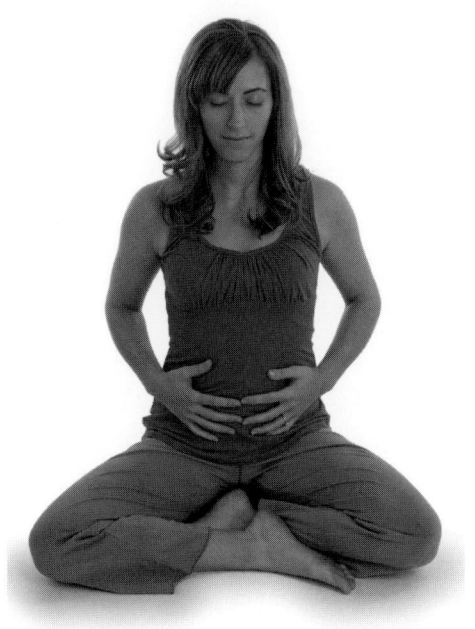

クリスティーンのケース：痛みの中で自由を見つける

　　問題交渉および人事担当マネージャーとして、クリスティーンは、人びとの問題とストレスをあびながら、仕事の日々を過ごしていました。夕方の6時には疲れ果てて、「第2勤務」と名付けた家へと帰り、要介護度が増している高齢の義母の世話をしていました。

　　クリスティーンは10代の頃から偏頭痛に悩まされていましたが、それが悪化しているように思えました。偏頭痛に個人攻撃されているようでした。痛みは頭の中にあるので、親しみと同時に、驚異的な侵襲性を感じていました。クリスティーンの意識は偏頭痛に完全に占領されてしまい、神経を集中しなければできない他のことが、意識の外にすっかり押し出されてしまっていました。それは「偏頭痛が頭からわたしを絞り出して、乗っ取った」かのようだったと、クリスティーンは言います。体のほかの部位に痛みがあったのなら（たとえば、腕や脚、背中など、思考力や自己認識力とそれほど強い結びつきを感じないところならどこでも）、それほど酷くはなかっただろうと思えました。

　　クリスティーンがヨーガにもっとも強く望んだのは、頭痛がしているあいだでも余裕と自由な感覚を取りもどすことでした。痛みは文字通り「頭の中」にあったので、意識呼吸のような簡単な瞑想が魅力的に思えたのです。「自分の心を頭痛から取りもどす」とクリスティーンは表現しています。

　　意識呼吸のあいだクリスティーンに自由の感覚を与えたのは、呼吸とともに動く腹部の感覚でした。「わたしの意識が自身の中核にすとんと降りました。つねに感じていたのは、わたしは自分の一部でしかなく、そんな自分が頭の中にいるようだということでした。腹部を動かす呼吸に意識を集中させることができたとき、自分が自分の中心にいるという実感を持てました。」痛みがなくなったわけではありませんが、ボリュームは下がったようだと表現しました。痛み以外のことに注意を向けることが可能になったのです。

　　職場や家で緊張したときも、意識呼吸を利用できることにクリスティーンは気がつきました。問題の最中や困難な決断のときでも、自分自身を中核に保ち続ける助けになりました。他の人を混乱に引き入れず、ストレスの多い状況にエネルギーを奪われることもない方法だと、クリスティーンは語っています。

　　それが意識呼吸なのです。自分自身を体と心に取りもどし、現在存在している痛み・ストレス・苦しみは、あなた自身ではないのだということを気づかせてくれます。呼吸は嵐の中で安全につなぎ止めてくれる錨となりうるのです。また、痛みも含めて多くのエネルギーが吸い取られる状況でも、プラーナとの再結合をうながしてくれるでしょう。

　　こんど自分のエネルギーが低いと感じたら、意識呼吸を実践してみてください。プラーナはすでに内側で流れていることを忘れないでください。プラーナを感じるためには、もっとよい呼吸あるいは深い呼吸が必要なのではなく、ほんの少しのあいだ、中断して呼吸に意識を向けるだけでよいのです。

自然呼吸

呼吸の緊張をほぐす緩やかなストレッチと動き。

実践
- 健康的な呼吸習慣を身につけるために。
- ヨーガの単独セッションあるいは長時間セッションの開始部分として。

実践の全行程は5〜10分間です。短時間の実践として各ストレッチを個別におこなうこともできます。

毎日の幸福のためにできる最良のことの1つが、がんばらず緊張もほとんどしない呼吸法を学ぶことです。緊張した呼吸は痛みとストレスを増強しますが、力の抜けた呼吸は、安全で良好だというメッセージを心と体に送り続けます。呼吸から緊張を解くだけで、努力しなくても、呼吸は深く、なめらかになるのです。

呼吸の緊張はどこから来るのでしょうか。ほとんどの場合、それは慢性的な体の緊張から来ます。腹部、背中、胸、肩や首の緊張が続くと、呼吸筋や肺の自然な活動が制限されます。腹部、背中、胸、肩や首から不要な緊張が解かれると、自然な呼吸になるのです。

緩やかなストレッチは、呼吸を解放するのに最適な方法です。それを理解するため、風船を膨らませるにはどうするかを考えてみましょう。袋から新しい風船を取り出したとき、その風船は伸びていません。膨らませようとすると、奮闘しなければなりません。抵抗が大きいからです。精いっぱい頑張っても、風船は完全には膨らまないでしょう。ですが、ほんの少し時間をかけて、風船を伸ばしてから挑戦すると、はるかにたやすく膨らませることがわかるでしょう。体と呼吸も同様です。外的抵抗（筋肉緊張）を解けば、呼吸ははるかに小さな努力で自身を「膨らませる」ことができます。その経験によって、ますます簡単に、深く呼吸できるようになるでしょう。

呼吸の解放にかかる時間はほんの数分ですが、心身両方に強大な影響をおよぼします。そのため、呼吸の解放は完全な単独エクササイズとなり、毎朝その日の始まりに、あるいはその日に仕事で積み上げられた緊張を取り去るため休憩時間におこなうこともできます。また長いヨーガセッションを始めるための、素晴らしい方法でもあります。

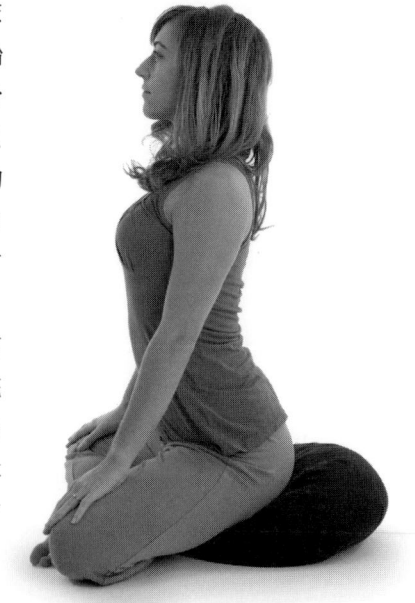

始める

　つぎに紹介する簡単な動きとストレッチの組み合わせは、呼吸を制限する緊張を取り除くのに役立ちます。初めてこのストレッチをおこなうときは、呼吸中、どこで習慣的な緊張が生じるのかを見つけるのに利用できます。写真でも示したように、各ストレッチの前後で、呼吸によって解放しようとしている体の場所に両手を当ててください。自然に、かつ忍耐強く、息を吸ってはきます。無理に深呼吸しようとしてはいけません。呼吸するとその領域が膨らんだり縮んだりすることに意識を向けてみましょう。呼吸とともに流れるように感じますか、それとも滞るように感じるでしょうか。

　何度か呼吸しても動きが何も感じられなければ、その部分が緊張しているというサイン（しるし）です。そのあたりをストレッチしてゆっくり動かせば、緊張を解く助けになり、息を吸うと広がるようになります。そのあたりのストレッチをし終えたら、呼吸するとその部分がいっそう動きやすくなったかどうか確かめてみましょう。そうなっていれば、定期的におこなうのに適したエクササイズだということです。

　何の変化も感じられず、また呼吸とともに何の動きもなければ、息を吸いながら体のその部分がリラックスして広がり、はきながら解放されると想像してみましょう。体や心の習慣を変えたいときには、想像力は強力なツールですが、力まず、頑張らず、気楽に想像してみましょう。

腹部と腰を開く

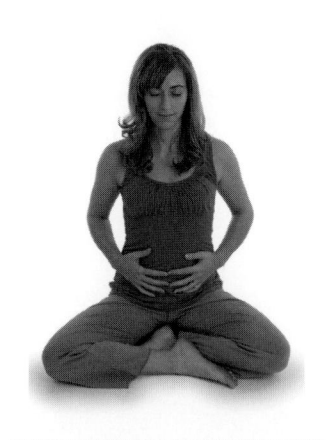

背骨の波

解放する：腹部と背中の緊張

息を吸う：肩を後ろに引いて胸をはり、背骨を体の中へ引き込んで背中を反らせ、体の前面を伸ばします。

息をはく：胸と腹部を引き込み、背骨を湾曲させて背中を伸ばし、体の背面を伸ばします。

　これが自由呼吸のエクササイズとなるのは、2つのストレッチをおこなうからではなく、その2つの動きのあいだを、呼吸とともに動くからです。息を吸いながら、あるいは、はきながら動いてストレッチへと移行していき、呼吸の最後で動きを止めて、ストレッチをより深くしていきます。2つのストレッチのあいだを、呼吸とともに動く自然なリズムを見つけましょう。
　1つのストレッチを5〜10呼吸のサイクルで繰り返していきます。

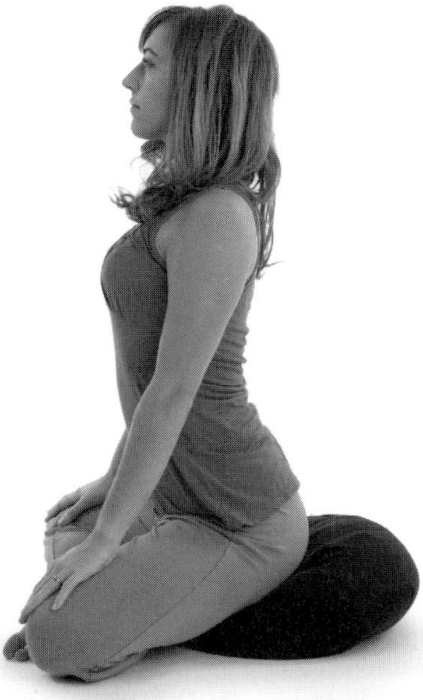
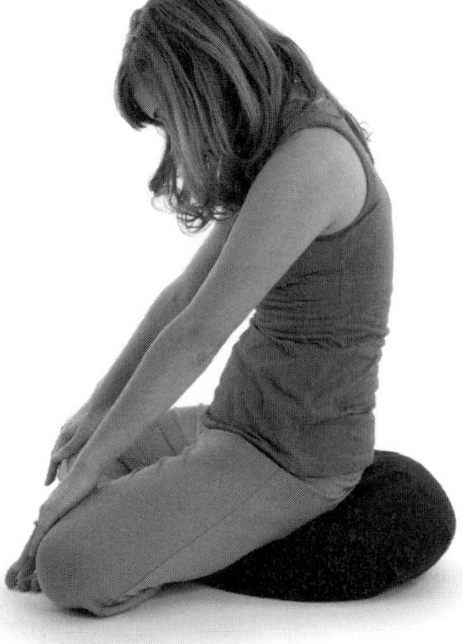
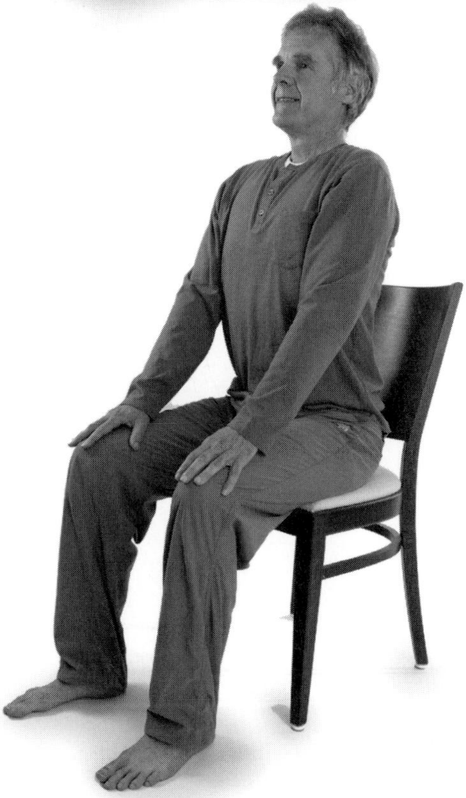
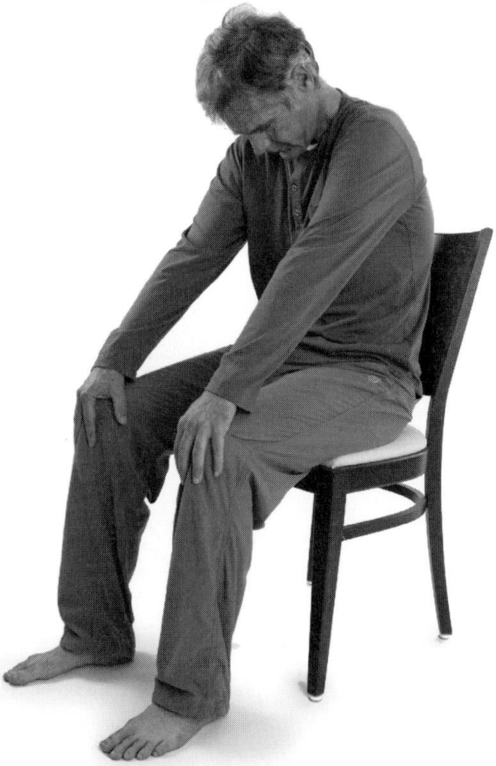

座って前屈

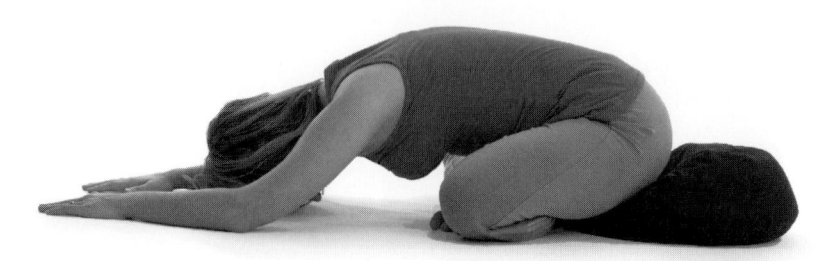

解放する：背中の緊張

　座った姿勢から、体を前方にたおして心地よい範囲内でのばし、腕に体重をあずけます。枕やその他、支えになるものを利用してもかまいません。呼吸を楽にして休みます。腹部と背中で呼吸の動きを感じましょう。

　そのまま5〜10呼吸します。

　背骨を波打たせるようにして体を前方に倒し、その状態から座った姿勢にもどります。両手を腹部に当て、息を吸うと膨らんで、はくと縮むことを感じます。腹部と背中で呼吸の動きを楽しみましょう。

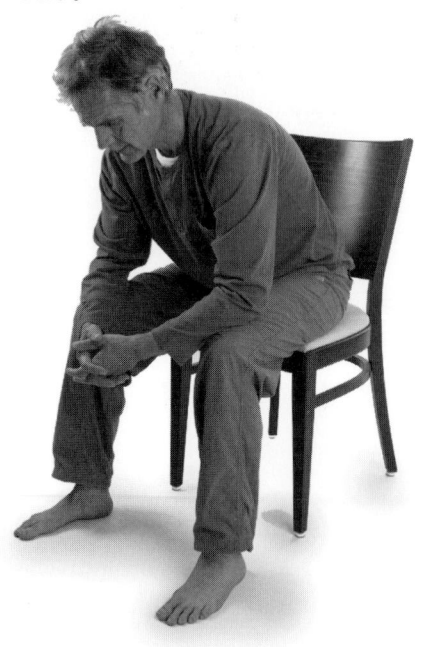

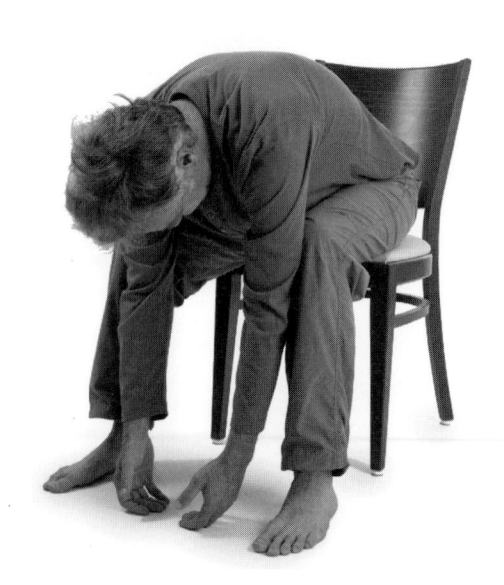

上半身を開く

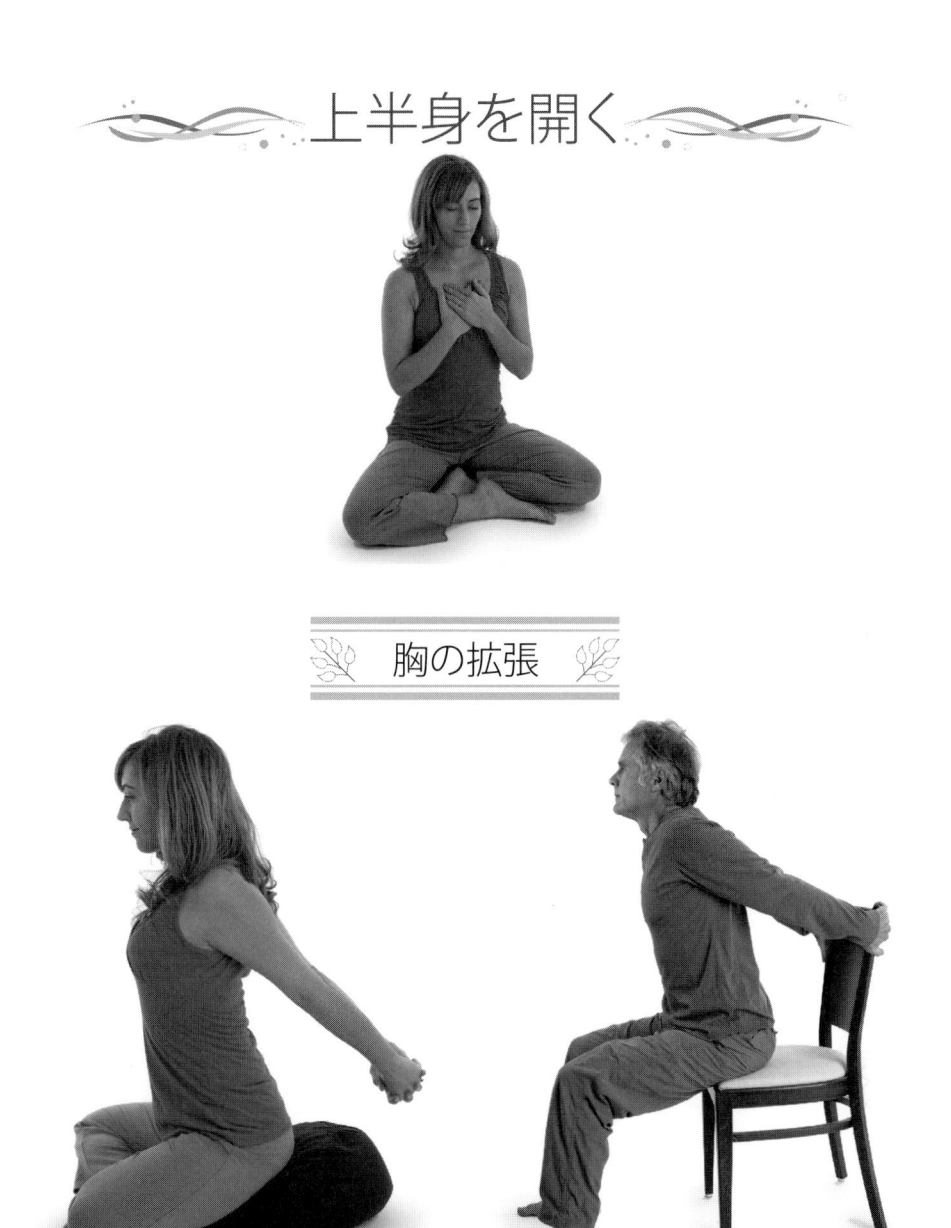

胸の拡張

解放する：胸と肩の緊張

　後ろで手を組む、あるいは両手を後ろにのばして椅子の背をつかみます。肩甲骨を寄せて胸をひらきます。上腕部の延長線上で胸部がのびているのを感じましょう。胸の内側で呼吸を感じ、呼吸によって内側から胸をのばします。息を吸うにしたがい、肺と心臓が膨らむと想像しましょう。
　そのまま5～10呼吸します。

首のストレッチ

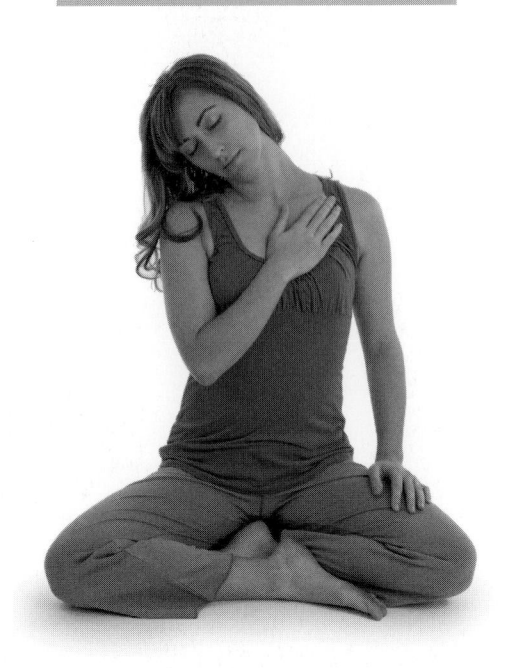

解放する：首と肩の緊張

　片方の耳を同じ側の肩に近づけます。鎖骨のちょうど下あたりに片手を当てます。手の下の呼吸のかすかな動きを感じてください。

　そのまま5〜10呼吸します。

　胸と首のストレッチを終えたら、両手を胸に当てます。呼吸の動きがてのひらにつたわっている（広がっている）と想像してください。息を吸うとき、胸が広がるのを感じましょう。はくとき、下がっていくのを感じましょう。それから、片手を腹部に当てて、息を吸いながら胸部も腹部も両方大きくなり、はきながら小さくなっていくのを感じてください。体の前面で呼吸の動きを楽しみましょう。

背中上部のストレッチ

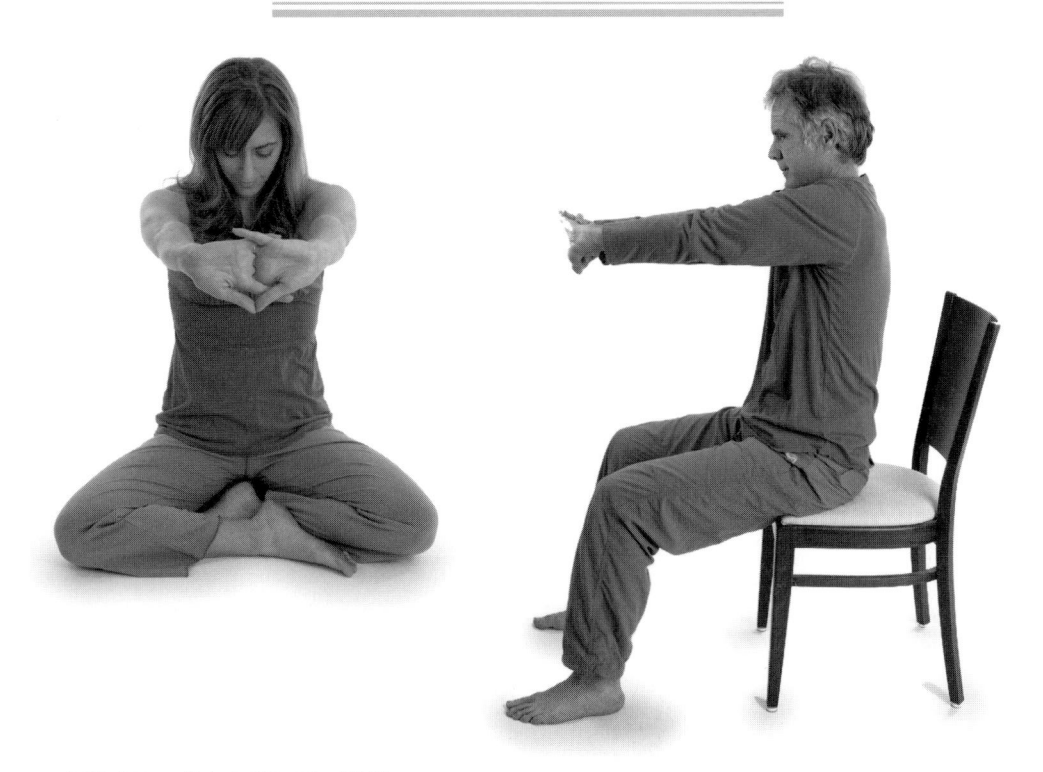

解放する：背中上部と肩の緊張

　体の前で手を組みます。腕をのばして、てのひらを遠くへ押し出し、肩甲骨を広げます。顎を胸に引きつけます。背中の上部で呼吸の動きを感じてください。呼吸によって内側からのばします。背中上部のすぐ下で肺が広がるのを想像します。

　そのまま5〜10呼吸します。

　背中上部のストレッチが終わったら、体の前で両腕を交差させて、自分を抱きしめてください。背中に意識を向けて、呼吸の動きが背中へ伝わっているのを想像します。腕の下で胸が広がるのを感じてください。胸と背面の内側で呼吸の動きを楽しみ、息を吸いながら広がり、はきながら縮むのを感じましょう。

体の側面（体側）を開く

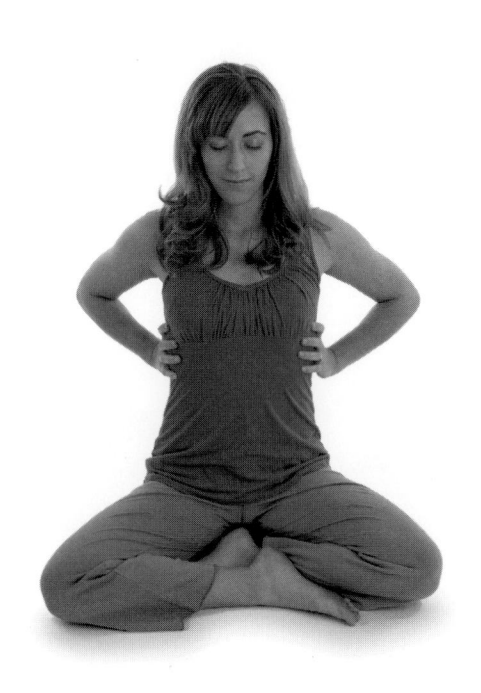

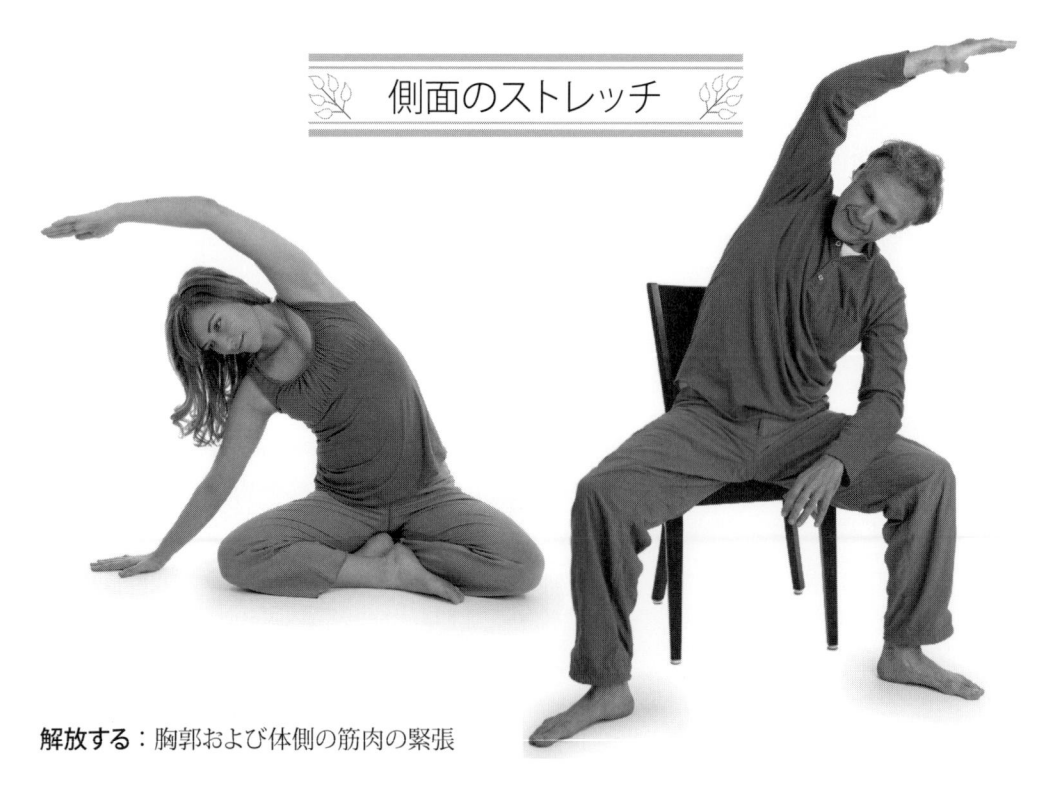

側面のストレッチ

解放する：胸郭および体側の筋肉の緊張

体を片側へ倒し、背骨と胸郭を曲げて、体側がのびるのを感じます。手またはひじで体を支えましょう。胸郭の内側で呼吸の動きを感じ、呼吸によって内側から体をのばします。

　そのまま5〜10呼吸します。

　ストレッチし終えたら、のばしたばかりの体側あるいは腰に片手を当てます。呼吸の動きが手に広がっているのを想像します。息を吸いながら、体の側面が広がるのを感じましょう。はくときには、縮むのを感じましょう。体側での呼吸の動きを楽しんでください。もう片方の側面で同じことを繰り返します。

全身で呼吸を感じる

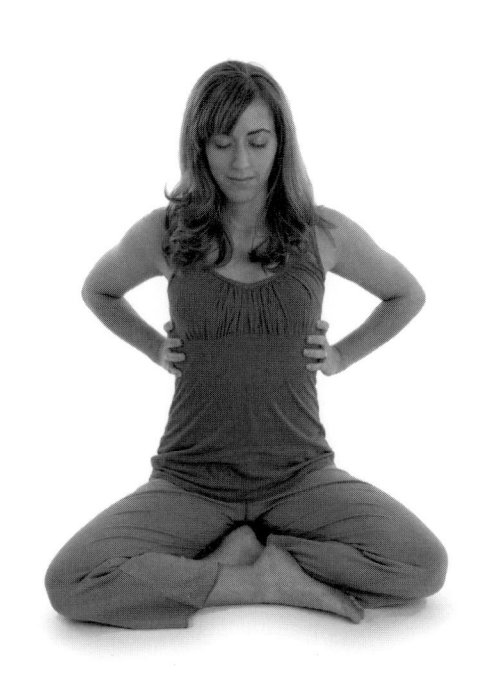

　心地よく感じられる姿勢をとって下さい。目を閉じて、呼吸とともに全身が動く感覚を楽しんでください。ストレッチや呼吸をおこなうと、体がどんなふうに感じるかを意識しましょう。おこなう前とくらべて、呼吸の何かが変わったでしょうか。

痛みとストレスを和らげる呼吸法

喜びの呼吸

おだやかな表情で、心が広がっていくイメージで、腹部、胸郭、胸に息を吹きこみます。

実践：
- 自分の本質である内なる喜びと再結合したいとき。
- 10呼吸あるいは役に立つ限り必要なだけ長くおこなう。

　喜びの呼吸は、呼吸の質を変えることで、心の状態を変化させられる簡単なエクササイズです。
　心地よい姿勢で背筋をのばします。椅子にかけても、立った姿勢でもかまいません。両手を胸に当て、その手の下で呼吸の自然な動きを感じます。顔や首、肩をリラックスさせます。
　息を吸いながら、呼吸が下腹部、上腹部、胸郭、胸を広げるのを感じてください。下腹部から始まって心臓に達する波のように、それぞれの部分がゆっくりと大きくなるのを感じます。息を吸うたびに、呼吸によって心地よく満たされ、輝いていると感じるまで気楽に、力まずに吸い続けます。息をはくときは、自然にはき出します。口を開いて、楽なやわらかいため息をはいてもよいでしょう。吸う息もはく息も緊張せずリラックスして行って下さい。どちらの息も心を開き、歓迎して受け入れていると感じてください。顔には、やわらかな笑みを絶やさないようにしましょう。
　いったん呼吸の感じと結びついたら、両目を閉じます。心臓がちょうど手の下の、体の中心にあることを感じてください。肺と肺のあいだで休息する心臓、明るく輝く太陽、自分の好きな色に輝く光の玉、この3つのうち、いずれかを心の真ん中に描いてください。息を吸うと同時にそれが大きくなり、はくと同時に縮んでいくとイメージします。拡大したり縮小する視覚的イメージ、またその動きを感じることとつながってみてください。

癒しの呼吸

呼吸の長さを少しずつのばし、4数えながら息を吸い、8数えながらはきます。

実践：
- 痛みやストレスを抱えているあいだに、安全、コントロール、大きな安心を得たいとき。
- 必要なだけ、役に立つ限り長く、緊張や葛藤がないように。少しでも不快に感じたり緊張が生じたら、力を抜いて自然呼吸にもどる。

　癒しの呼吸は、痛みの症状が出たり感情的な負担で苦しいとき、助けとなってくれます。この呼吸法は、慢性の痛み症状だけでなく、パニック発作や医療処置、乱気流中の飛行など、その他、想像できるさまざまなストレスを受けているときでも、安心感やコントロール感を得るのに役立ってきました。

　この癒しの呼吸では、つぎの2つの重要な意味で、痛み、苦しみ、ストレスが軽減されます。

1. 呼吸を遅くしてはく息をのばすことによってリラクゼーション反応がうながされ、緊急ストレス反応が遮断されます。
2. 簡単にコントロールできることに意識を集中します。それによって安心感が作り出され、その安心感によって、心身の恐れや痛みに対する過敏性が弱まります。

意識的に息をはき、ゆるめて息を入れる

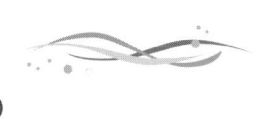

　息をゆっくりはくところから始めます。口をすぼめて、ストローをくわえているつもりで息をはき出すと、比較的簡単にできます。ストローを通って息がゆっくり出て行くとイメージしましょう。はく息をゆっくり一定に保つために、腹筋をつかいます。息をはきながら、腹部をくぼめましょう。

　息を吸うときは、口を引き締めて、腹部をゆるめて、緊張を解きます。この簡単なリラクゼーションエクササイズをおこなうと、力が入らずに、鼻を通って自然に息が体内に迎え入れられます。素早く吸い込んで、腹部を自然に広げましょう。

　この呼吸を数回続けます。緊張せず意識的に息を完全にはききる感じと、ゆったりと自然に息を吸う感じをつかむことがねらいです。

呼吸を数える

　癒しの呼吸の第2ステップは、吸う息よりもはく息を長くすることです。それぞれの呼気・吸気の長さを数えましょう。すでに呼気は吸気よりゆっくりおこなっているかもしれません。たとえば吸うときは3数え、はくときには5数えているというふうにです。

　呼気と吸気のサイクルを何度か繰り返すうち、呼気がだんだん長くなり、吸気の2倍になるようにします。たとえば吸うときに4数えたら、はくときには8数えるというふうにです。このテクニックを習得するカギは、力んだり頑張って息をはく、または喘ぐように急いで息を吸うことではありません。気長に、ただ、十分に息をはききることだけを意識します。呼気を長くのばそうと力を入れたりすれば、自身のシステムにさらなるストレスを生み出し、それは癒しの呼吸がもたらすべきものとは正反対の効果となってしまいます。1対2の割合で心地よく感じられなければ、無理におこなってはいけません。吸気とくらべて呼気を1だけ多く楽に長くのばせる、あるいは吸気と呼気が同じだけの長さだという場合は、それでもかまいません。

　一定のリズムをつかんだら、鼻だけで吸ったりはいたりしてみましょう。口を閉じたまま一定の強さでゆっくりと息をはき、力を抜いて楽に吸うことを続けられれば、そのまま続けてください。できなければ、ただ口をすぼめた呼気にもどります。呼気をのばしているあいだ、痛みやストレスなど不必要なものはすべて消え去るようなイメージを描いてください。

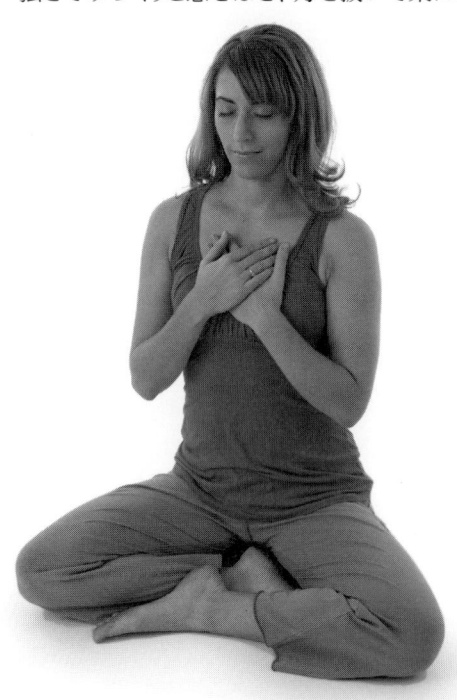

　癒しの呼吸は好きなだけ続けてかまいませんが、その効果は呼気をのばした呼吸の最初の2、3分であらわれます。もしも呼吸を止めたり、無理して呼吸していることに気づいたら、力を抜いて自然呼吸にもどしましょう。

　癒しの瞑想を加えた癒し呼吸の変型として、ヨーガマントラ（癒しの（フレーズ））を利用して吸気と呼気を数えてもよいでしょう。4回、8回と数えるよりも、4音節のマントラ（サ・タ・ナ・マ、あるいはオーム・シャンティ・オームなど）を唱えながら息を吸い、はくときにはそのマントラを2度繰り返します。第7章では、マントラの音と意味を特集します。

バランス呼吸

　第1部　（交互の鼻腔呼吸）では、右の鼻腔から息を吸い、左の鼻腔からはき出します。それから左で吸って、右ではきます。この交互の鼻腔でおこなう呼吸を10回（20呼吸）繰り返します。少しでも不快さや緊張が生じたら、力を抜いて、自然呼吸にもどしましょう。

　第2部　（視覚化）では、交互鼻腔呼吸で10呼吸ずつおこないます。右の鼻腔と右半身全体で吸気・呼気を10呼吸おこなうと想像します。左右を入れ替えて、左の鼻腔と左半身全体で吸気・呼気を10呼吸していると想像します。また右と左で交互に10呼吸ずつおこないます。最後に両方の鼻腔で呼吸しながら、その息が全身をめぐっていると想像しながら10呼吸します。

実践：

- 痛みやストレスの症状のあいだ、安心感、コントロール感、大いなる安らぎを見出したいとき。
- （第2部のみ）寝床で、ストレスや痛みに関連した不眠症を克服したいとき。

　呼吸のバランスをとることは、とりわけストレスの減少に役立ちます。サンスクリット語で、ナーディ・シュッディーといい、「エネルギーの浄化」を意味します。これはヨーガの言い伝えであるというだけでなく、その呼吸技術がストレス 効果を消し去り、血圧と心拍数を下げることは研究によって証明されています（2008年、Upadhyay Dhungel、他；2005年、Srivastava、Jain、Singhal）。バランス呼吸を実践し続けると、心の平和と安心感が体にしみこんでいくことに気づくでしょう。

準備

　始めに、右手を写真で示した位置に持っていきます。まず5本の指をのばして、人差し指と中指をてのひら側に折り曲げます。そうすると、親指、薬指、小指はのびたままです。その親指を右側の鼻腔、薬指・小指を左側の鼻腔を閉じるのにつかいます。

　では、つぎのことを試してみてください。右手を鼻に持っていき、右の鼻腔を親指で閉じます。そうして、左の鼻腔でどのように呼吸するかに意識を向けてください。それから親指をはなし、左の鼻腔を薬指と小指で閉じます。この呼吸法ではずっと口を閉じたまま、鼻腔でのみ呼吸します。息が詰まりそうで苦しければ、このエクササイズの第1部は省略して、第2部の視覚化だけを実践しましょう。

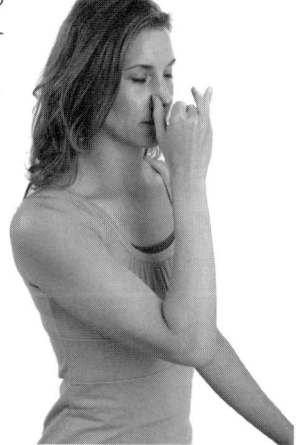

第1部　交互の鼻腔呼吸

　両鼻腔で息を吸ってから、左側の鼻腔を閉じて、右側の鼻腔ではきます。つぎに右の鼻腔で息を吸ったら、右の鼻腔を閉じ、左の鼻腔ではきます。はききったら、左の鼻腔で吸って、左の鼻腔を閉じ、右側ではきます。このように、交互におこなう呼吸を10回続けます。

　この呼吸法をおこなうときは、力まず、緊張せずに、呼気と吸気の長さが同じになるようにしましょう。気長に呼吸をしてください。1つ1つの吸気・呼気を心地よく感じる範囲内で、ゆっくりと一定の強さで、なめらかにおこなうようにしましょう。

　最後にはききったら、両手をひざにおいて力を抜きます。両鼻腔で吸気と呼気を何度かおこないます。

第2部　交互鼻腔呼吸の視覚化

　10呼吸するあいだ、両目を閉じて、交互の鼻腔での呼吸をイメージします。両手はひざの上でリラックスしたままにしておきます。右の鼻腔で息を吸い、左ではくとイメージします。左の鼻腔で息を吸って、右ではくところをイメージします。そのイメージを繰り返しましょう。実際に片方の鼻腔でのみ呼吸しているかどうかは、気にしなくてかまいません。そうしているというイメージと呼吸の流れの感覚と一緒にいてください。

　つぎに、体の右側に意識を集中し、そのまま10呼吸します。右の鼻腔でのみ息を吸ってはいているとイメージしましょう。そのときには、息が右半身全体を流れて出入りすると想像してください。息を吸うときは、中心の右側、右肩、右腕、右手を流れ、右腰、右脚、そして右足に流れ込むと想像します。つぎに、体の右半分全体から息が流れ出ていくと想像します。右半身全体の感覚を呼吸と結びつけましょう。

　こんどは左側でおこないます。10呼吸しながら、左側の鼻腔だけで息を吸ったりはいたりすると想像します。体の左半分全体に息が流れこみ、そこから流れ出ていくと想像します。体の左半身全体を呼吸と結びつけましょう。

　最後に、1回呼吸するたびに右側と左側で交互におこなうと想像しながら10呼吸します。1回呼吸するあいだ、体の右側全体に息が入ってきて、そこから出ていくとイメージします。つぎの呼吸では、体の左側全体に息が入ってきて、そこから出ていくと想像します。10呼吸までとして、左右交互に繰り返しおこないます。

　両鼻腔と全身で、息を吸ってはいて終わります。全身が呼吸しているのを感じてください。全身で息を吸うのを感じましょう。全身で息をはくのを感じましょう。

体で呼吸する

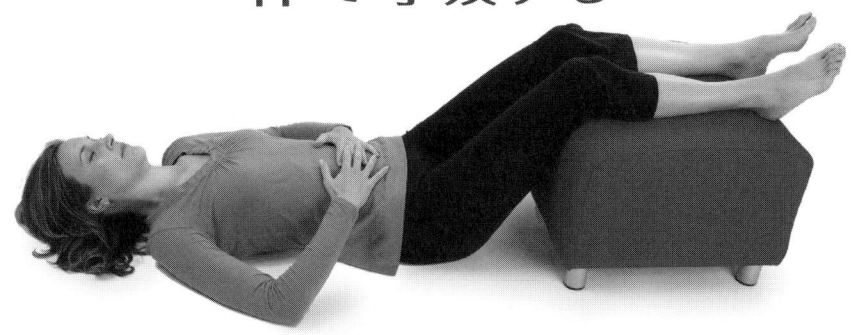

体のどの部分ででも息を吸ったりはいたりできることを想像してみて下さい。緊張している部分も、痛みを感じる部分も含み、全身でおこないます。

実践：
- リラックスしたいとき、あるいは体と仲良しになりたいとき。
- ストレスや痛みを感じているときにも、安心感やコントロール感、大いなる安らぎを得たいとき。

全身呼吸は5～10回以上おこないます。

体に息を吹きこむことは、ヨーガニドラ（ヨーガの眠り）の伝統的実践を応用したイメージ化エクササイズであり、ジョン・カバット・ジンのマインドフルネス・ストレス低減法プログラムで慢性疼痛に苦しむ人たちに教えられている身体スキャンエクササイズです（1990年、Kabat-Zinn）。

図に示す通り、楽な姿勢で始めます。ほかのリラクゼーションポーズについては、第6章を参照してください。

両手を腹部において、呼吸の動きを感じます。腹部が上がったり下がったりするのを意識し、息が体の中に入ってきて、出ていく動きに意識を向けましょう。

このエクササイズでは、体の異なる部分で（まるで鼻腔がその部分に移動したかのように）息を吸ったりはいたりしているイメージをします。

まず足から始めましょう。足の裏で息を吸ったりはいたりしているイメージをします。息が足の裏から入り、足の裏から出ていくのを想像しましょう。足に感じるどんな感覚にも意識を向けて下さい。足を通して呼吸する感覚をイメージしていきます。呼吸とともに足に流れるエネルギーを感じたり、想像したりしてみて下さい。

つぎに、この視覚化を体の他の部分でも繰り返します。下腿、膝、大腿。臀部、腰、背中、上背部。腹部、胸。肩、上腕部、肘、前腕部、手。首。額、頭頂部。

緊張や不快さ、痛みなどを感じる部位があっても、そこを省かないでください。心地よさを増す

ためにできることが、いくつかあります。

　まず、視覚化し続けたまま、呼吸を不快感または痛みの感覚に直接向けます。呼吸がその緊張や痛みを消し去る、あるいは解きほぐしていると想像します。緊張や痛みのかたまりがやわらかくなると想像しましょう。痛みの中にすき間を見つけ出してみましょう。

　つぎに、意識を不快な領域ともっと心地よい領域に、交互に向けます。2、3呼吸は痛みの領域に息を吹きこみ、つぎの2、3呼吸は別の領域に吹きこみます。このように交互に切り替えることによって、不快感の優先順位を低くする方法を心に教えることができます。つまり注意を外らせる健康的な方法、つまり体の中に不快感が存在しながら、焦点を意識的に移すことを学ぶのです。

　そのようにして全身でおこない終えたら、息が鼻・口・のどを通って入っていくのを体に感じていきます。体全体で呼吸を受けているのだとイメージしてみましょう。全身で呼吸しているのを感じましょう。息を吸うと全身がゆったりと広がり、はくと徐々に縮み、全身で呼吸する感覚を想像します。全身を通してエネルギーの流れを感じたり、想像してみましょう。

アンのケース：不眠症の克服

　慢性疼痛に苦しむ大部分の人たち同様、アンも睡眠障害に悩んでいました。ベッドは暖かい休息の場ではなくなっていました。眠るために何を試みても、差し迫った痛みと恐怖と個人的に向き合うだけになっていたのです。

　62歳のとき、アンは夫の引退生活に合流する準備がほとんどできていました。子どもが生まれる前にしていたように、旅をして少しは冒険もしたりして過ごそうと、計画を立てていたのです。ですが、アンは自分の体がいまにも「壊れつつある」ように感じて、大変失望していました。筋肉や関節の痛みが人生の通常の部分であり、夜にはますます悪化する（アンいわく、騒々しくなる）のでした。

　ベッドに潜りこんで目を閉じると、決まって、体が感じる痛みと正面から向き合っていました。ほかに気を外らす感覚的な刺激もなく、痛みの感覚に全意識が集中しました。気づくと、自分を苦しめている痛みへの恐怖や怒り、悲しみにとらわれていることも頻繁にありました。歳を重ねるほど自分の命は小さくなり、不快さがどんどん増していくのだという考えで目が覚めることも続いていました。

　痛みや不安は、不眠症や浅い眠りをもたらしました。アンはよく眠れず、夜眠れるかどうか、日中に心配するようになりました。つぎの日にどれくらい疲れるか予測し、いつのまにか活動や招待は断るようになっていました。

　アンの体と心は、寝ることとストレス反応とを結びつけるようになっていました。寝る準備をしながら心は痛みと不安を予測して、ますます緊張しました。ベッドに横になると脈は速くなり，筋肉は緊張しました。このストレス反応が、痛みと不眠症両方の一因となっていました。

　ベッドを安心できる安全な場所としてみなすには、アンの心と体を再教育する必要がありました。またストレス反応を断って、心に集中するためのツールが必要でした。アンは2、3の異なる呼

吸法、リラックス法、瞑想法を日中、ベッドの外で実践してみることから始めました。どんな方法も、不眠症に適用するには、その方法がまず心地よく感じるようになることが、アンには重要でした。そうでなければ、学ぶことはずっと難しくなってしまい、その方法が夜感じるストレスと結びつきかねなかったのです。

　落ち着かない精神を静めて、体をリラックスさせるためにもっとも役に立つ技術は、視覚化呼吸だと、アンは気づきました。視覚化は集中して楽しくとりくめると気づきました。バランス呼吸と体呼吸をしながらリラックスする能力に自信がつくと、眠りにつく前のベッドで実践してみました。翌朝目が覚めると、うれしいことに、以前より寝つきがよかったこと、そしてゆっくり休めたことに気がつきました。

　アンは毎晩、就寝前に椅子に座って、5分間ゆっくりとおこなう呼吸ストレッチを日課とし、視覚化呼吸にそなえました。そうして、眠りに落ちるのを待つあいだ、精神を集中させて体をリラックスさせるために、視覚化をつかいました。この日課は、アンを痛み・ストレス・不眠症サイクルから解放するのに役立ってくれました。痛みは消えませんでしたが、痛みのせいで眠れない夜が続くことはなくなりました。以前より安らかに眠れるようになり、日中もさらに大きなエネルギーがわくようになりました。アンがもっとも恐れていたのは、痛みに人生を台無しにされることだったので、呼吸法を実践した結果、コントロール感や将来に対する楽観的な展望が身につく大きなきっかけとなったのです。

　アンのように夜あまり眠れない人は、呼吸法、リラクゼーション法、あるいは瞑想法を利用すると、心と体が十分安心できて、眠りを快く迎えられるようになるでしょう。最初は寝室の外で練習してください。具体的なリラクゼーション法にいったん自信がついたら、それを寝る前におこなう日課の1つにしましょう。

まとめ

　本書の実践学習を進めながら、自身がピンとくる実践法をまとめ始めることをおすすめします。以下の各章の終わりでは、癒し効果が最大となるような異なるタイプの実践法を組み合わせるようアドバイスしています。ここで少し時間をとって、本章で示した実践法を思い出してみましょう。どれに魅力を感じたでしょうか。役に立ちそうなものをそれぞれ試してみたでしょうか。少なくとも1つはかならず試してみて、痛みの経験がどのように変わるか観察してください。

Chapter
4

体と仲良くなる
Befriending the Body

　27歳の幼稚園教諭ケイトは、1年間、原因不明の破壊的症状がさらに悪化し、最近線維筋痛の診断を受けました。仕事や人間関係の日常生活を維持するために奮闘していましたが、普通の1日を乗り越えることすら、辛くなる一方でした。疲れ切っているのに眠れない夜には、この体がなぜ自分に反抗しているように思えるのだろうかと考えました。教える仕事を辞めなければならないのだろうかと悩み、外出するエネルギーがなく、触れられるのが耐え難い日には、安定した恋愛関係を持つことはできないだろうと苦しみ、痛みが最高潮に達し、エネルギーが最低レベルになると、いっそこの体がなければよいのにと望む自分がいました。状況が悪化すると、この体で生きることに価値があるのか自信がなくなりました。
　そんな話、どこかで聞いたことがありませんか。もちろん体がなければよいと望むなど、通常では考えられない感情です。ですが、ときにはそう感じることもありませんか。
　もし、あなたの肉体に関する主な体験が、痛みや苦しみであるならば、その体から逃れたいと思

うのは理解できます。もし、肉体が予測不能だったり信頼できないと思えるなら、肉体に捨てられた、あるいは裏切られたと感じるのも当然です。自分自身が肉体から切り離されたように感じ始めることもあるでしょう。まるで、本当の自分が人生を楽しもうとしているのに、体は別の道を歩み続けているような感じかもしれません。自己否定が始まるのは体の特定部分からかもしれません。本当の自分がいるのに、その人生経験を乗っ取ろうとする背中や膝、あるいは頭痛があるのです。

慢性疼痛に苦しむ人たちの多くが自分の体を監獄としてみなしたり、体から逃げ出すことを夢見始めます。ケイトのように、体などなければよいのにと願う自分に気づくのはそんなときでしょう。慢性疼痛患者の中には、そのような体との戦いを自分の命を絶つという考えで終わらせる人もいます。その瞬間、その体でいることにただ耐えられず、自分の体でくつろげる方法を見つけることができないのです。

もしそのように感じているならば、体や痛みなどのすべてと仲良くなっていくことが、必要不可欠です。本章の瞑想や熟考は、そのために役立つでしょう。

あなたは体とどのような関係を持っていますか

敵のことはどのように描写するでしょうか。「近くにいると不愉快に感じる人」でしょうか。「一緒にいることを強いられれば、できるだけ遠くにいられるようにと願う人」かもしれません。その人のことやその人にされたことを考えただけで、怒りを感じるでしょう。信頼を裏切られたことに衝撃を受け、悲しい思いをしているかもしれません。その人とは関わりたくないでしょう。話を聞きたくもないでしょう。その人に注意を向けるとしたら、それは自分を傷つける気配を察知するために警戒するときだけです。その人の言動、行為すべてが、あなたにとっては、信用できないもの、傷つけるものとしてとらえてしまうのです。

この描写は、あなたと体との関係を表していませんか。体が敵であるという認識には衝撃を受けるかもしれませんが、慢性疼痛に悩む人たちの大部分が自分の体をそのように感じている、あるいは感じることがあります。あなたがそのように感じているとしても、それはあなただけではないのです。

他の選択肢は何でしょうか。「真の友」とは、どのように描写するか、じっくり考えてみましょう。まず、その人のそばでは心地良く感じます。くつろげて、自分自身でいられる自由を感じられます。近くにいるとよい気分になります。嫌なことがあった日や心配ごとがあるときには、その人とつながる必要性を感じるかもしれません。その人を必要とするときには、そばにいてくれると信じら

れます。あなたもその人の幸福を気にかけ、必要とされたときにはそばにいてあげられます。その人を助けることが楽しいのです。その人が悩んでいれば話を聞きます。その人が幸せになる方法を探します。気分が沈んでいれば励まします。その人自身が自分の長所を見つけられないときでも、あなたには見つけられます。その人に感謝し、その人なしの人生は想像できません。

体に対して感じることと同じように聞こえませんか？　それとも、自分の体との関係とは比較にならないほど、大きく異なりますか？　誰かが自分の体をそんなふうに感じるとは想像もできないくらい滑稽ですか？

いいえ。滑稽なことではなく、可能なことなのです。本書の読者ということは、あなたの中に、少なくとも一部は体に気を配り、サポートしている部分があるということです。しばらくその部分に感謝し、さらに本書を読み続けていきましょう。

なぜ怒りが傷つけるのか

怒り、悲しみ、失望、欲求不満などは、慢性疼痛に対する自然な反応ですが、自然なことがかならずしも役に立つとは限りません。怒りを含む否定的な感情は痛みシステムにつながっていて、多くの人びとの痛み症状のきっかけになったり、既存の痛みを悪化させたりします。自分の体を敵のごとく扱うと、痛みに関連する各サンスカーラを深めてしまいます（ストレス、恐れ、痛み兆候に対する警戒、新たな痛み症状を破壊的状況のように錯覚すること、など）。怒りは自身の体を世話する能力を妨害し、喜ぶ能力をすばやく乗っ取ってしまうのです。

体をあるがままの状態で受け入れると、癒しへの各ステップが比較的容易になります。それは、また、痛みがあってもこの瞬間をより快適にすることに役立つのです。痛み・苦痛から解放されたいと望んでいるからといって、その体を拒絶する必要はありません。どれほど裏切られたと感じたり、どんなに拒絶したいと願っても、体との関係から逃げ出すことはできません。現代医学は進んでいますが、体を交換する方法はまだ発見されていないのです。

いつか将来、痛みが小さくなる可能性は大いにあります。しかし、今は、その体の人生を交換するすべはありません。苦痛を小さくしたい人は、体と仲良くなって痛みが和らぐしかないのです。

ヨーガエクササイズの基本は「体と仲良しになること」

本書の全ヨーガエクササイズのねらいは、体を元のように喜んで受け入れるべき安全な場所としてみなせるようになるのを助けることです。ヨーガを自己を思いやる姿勢で実践すると、痛みを経験している最中でも自分の体でくつろげる感覚を取りもどす助けとなります。

このあとの各章で紹介するヨーガエクササイズを始める前に、体と仲良しになることをおすすめします。とくに痛みが長く続いている場合、ヨーガでは体への友好的な態度が必要です。緩やかなヨーガでも肉体的な限界にぶつかり、強烈な感覚を経験するでしょう。そのような難題にうまく対応するには、体への思いやりが必要です。勇気とセルフケアの心をもって、体を動かす方法を学ぶ必要があるのです。傷つくのを恐れて、癒される可能性のある動きを遠ざけたくはないでしょう

が、痛みに邪魔させない決心をしたからといって、不快な中を進んで行きたいと望む人もいないでしょう。

　たとえば、本物の危険を知らせる感覚（ストレッチをやめるべきという合図）と、ストレッチによって何か変化が起きていることを単に知らせるだけの感覚との違いは区別する必要があります。体の限界に不安や怒りを感じながらヨーガに取り組むと、その区別が付きません。最初に体と仲良くならなければ、肉体的な限界や不愉快さに苛立つあまり、癒される可能性のある動きを諦めたり、しそこなったりするかもしれません。体の感覚を無視することに慣れている人は、どんな痛みがあっても強引にやり続け、その結果、痛みのサンスカーラを深めることになります。

　また体と不仲だと、ヨーガエクササイズに専心することが大変難しくなります。自分の体と仲良くなり、体に対して、思いやる気持ち、育てる気持ち、支える気持ちや感謝の念をたえず感じていると、ヨーガエクササイズをおこなう時間を作りたくなるでしょう。また、自分の役に立つヨーガエクササイズも見つけやすくなります。心と体を最大に癒す個人専用のヨーガ計画を作るには、体と仲良しであることが道案内となります。

体と仲良くなるためのステップ

　つぎに示すエクササイズは、体に対して意識的に共感し、感謝し、受け入れられるよう導いてくれるでしょう。また日常生活の中で体に対してどのように考え、語りかけ、耳を傾け、扱うかについての気づきへといざなってくれます。

　その全エクササイズにおいて、しばらく経験していなかった体への感情や思考を呼び寄せることが必要です。今の体では、ほかの感覚の方にずっと強い親しみを感じているとしても、それを無理に押し出す必要もないし、押し出そうとするべきでもありません。ですから、このエクササイズを始めるときには感謝の念や悲しみ、共感や抑圧感、許しや怒り、そういった感情や感覚のすべてを、必要なら同時にすべてを感じることを、自分に許してあげてください。否定的な思考や感情が湧いてきたらそれに気づき、そのまま感謝や共感の思考・感情を意識的に受け入れ続けてください。それは瞑想中だけでなく、体や痛みに対して怒り・不満・悲しみなどを経験していると気づいたときにいつでも利用できる、巧みな方法なのです。時間が経つにつれて、体と仲良しでいる気持ちがより自然なものとなり、それが、無意識かつ本能的な体のかかわり方の一部となっているのに気がつくでしょう。

実践編

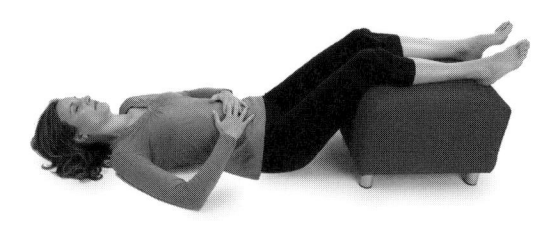

　このエクササイズはどれも静かに考えごとをしたり、考えを書き出したりしながらおこなうことができます。できる限り心地よい姿勢になってください。膝の下に枕を敷いて仰向けに横たわったり、照明を落として目を閉じたり、あるいはペンとジャーナルを持って肘掛け椅子にゆったりと座ってもかまいません。

体への感謝

感謝の念を体の異なる部分に向けていきます。

実践
- 体との関係を修復したいとき。
- 痛みや病気で気持ちが沈んでいるときや体に対して批判的になっているときに、体と仲良くなることを意識的に選びたいとき。
- 医療機関での診療をしたあと、体は症状や医師の診断を超えるものだということを自分自身に思い起こさせたいとき。

全エクササイズをおこなうと5分から10分かかりますが、体に感謝する理由を1つ思い出すだけで、このエクササイズの基本をおこなうことができます。

体へ感謝の念を最後に抱いたのいつでしょうか。慢性疼痛に悩む多くの人びとにとって、「体への感謝」という言葉は不可解であり、「一体何に感謝するのか」と、滑稽にさえ聞こえます。

体は人生という旅の仲間だという単純な事実から始めましょう。今この瞬間まで自分を連れて来てくれ、この瞬間にまで導いてくれたすべての事がらを経験させてくれたその体には、認められ、感謝される価値があります。

この感謝のエクササイズは、体が自分をいかに支えて来てくれたかについて、じっくり考えるよい機会です。体はあなたの勇気や強さ、人生の旅から切り離されてはいません。仲間であり、故郷であり、人生を表現する手段なのです。感謝する対象がどんな強いものや経験であっても、体との関係を癒すために利用できます。

まず、このエクササイズを始めるために、何かに支えられた姿勢になってください。椅子に座っても、横になってもかまいません。第6章で示すリストラティブヨーガのポーズに慣れたら、緩やかなヨーガのポーズで体への感謝をおこなってもよいでしょう。

しばらく時間をとって、不快感や痛みの感覚も含めた体全体を感じてください。不快感や痛みに意識全体を占拠されることなく、そういった感覚を感じることができるでしょう。それから体のどこか、心地よさや安らぎを感じる部分を意識してください。それは瞼かもしれず、小指、足の裏、あるいは、呼吸するとき上下する腹部かもしれません。リラックス感や安心感をどこに感じるかは問題ではありません。そのような感じに触れたことに気づいたら、しばらく感じ続けましょう。体のその部分がどのように感じているかに注意を向けてください。

そうして感謝の念を抱きながら、体のほかの部分について1つずつじっくり考えます。自分自身に「この部分はこの人生で、わたしをどうやって支えて来たのだろうか。どのようにしてわたしにこの人生を歩ませてくれたのだろうか」と問いかけましょう。今この瞬間、快く感じる体の領域から始めて体中を経由して、最終的にはいつも痛みを経験している領域に移っていきます。対象となる領域を、つぎに挙げてみます（ただし、これらに限りません）。

- 足
- 脚
- 臀部
- 腹部
- 背中
- 胸
- 心臓
- 肺
- 肩
- 腕
- 手
- のど
- 顔
- 感覚器官（口、鼻、目、耳）

　答えは具体的なものかもしれないし、象徴的なことかもしれません。たとえば心臓は文字通り、全身に燃料を送りこみ、酸素を体内の全細胞に運びます。このように、人生で起こしてきた行動の1つ1つを支えています。人生のあらゆる瞬間を経験する機会を与えてくれる心臓に、感謝することもあるでしょう。比喩的に表現すると、心は喜びで歌い、愛で広がり、興奮で激しく高揚します。そういった感情を経験させてくれる心臓には、感謝の気持ちを抱くでしょう。具体的なものだと、人生を通じて立ったり動いたりするの助けてくれるのは足や脚だということになるでしょう。象徴的なものだと、信念に基づいて立ち向かったときや、これまで生きてきた人生について、考えるかもしれません。

　浮かび上がってくるものを、愚かしく思えようと、感傷的に思えようと、すべて信用してください。すぐには何も思い浮かばなくても、今日この日に集中するよう努力してみてください。今日、体のその部分は何をしたでしょうか。食事を用意して、楽しく食べるのを助けてくれたでしょうか。この本のページをめくったでしょうか。愛犬に微笑みかけたりキスしたりしたでしょうか。今日があまりにも辛い日で、そういったことのほとんどができなかったとしても、あなたは生きています。肺や心臓、そのほか今この瞬間、自分を支えている体の全システムへの感謝の念に、意識を集中できるでしょうか。あなたを支えるために、またこの瞬間を経験する機会を与えるために、体が精いっぱい働いていることへの感謝の念を抱けるでしょうか。

　この瞑想は、感謝とともに悲しみをもたらすこともあります。とくに、今の体ではもう楽にはできなくなったことをふと考えているときなどがそうです。また、体の一部について、批判的な印象を抱いていることに気づくこともあるでしょう。そのような感情や思考にとらわれたり拒絶したりするのではなく、来ては過ぎ去るがままにまかせましょう。ただそれらに意識を向けて下さい。日々の体験を形成するサンスカーラの、ほんの小さな閃光に過ぎません。習慣から生じたものだとしても、感謝の気持ちをいだくことを選ぶことはできます。

　呼吸に意識をもどして、このエクササイズを終えます。両手を体のどこか呼吸の動きを感じられるところに当ててください。自分に向かって、「この呼吸に感謝します。この瞬間に感謝します」と繰り返しましょう。

内省

　このエクササイズで何か気づいたことはありますか。感謝する対象として際立っていたものは何ですか。何かを考えるのがとくに困難な体の部分はありましたか。今どのように感じていますか。少し時間をかけて、体に最大の感謝の念を捧げることを含め、このエクササイズで浮かんだ考えを書き留めましょう。

心・体・魂のための慈悲の瞑想

自分自身の健康、幸福、平和、そして苦痛からの解放を願います。

実践
- 体との関係を修復したいとき。
- 痛みや病気で気持ちが沈んでいるときや体に対して批判的になっているときに、体と仲良くなることを意識的に選びたいとき。
- 医療機関での診察したあと、体は症状や診断を超えるものだということを自分自身に思い起こさせたいとき。
- セラピーや運動、エクササイズ、治療などを始めるまえに、目的は自分の体と自分自身を大切にすることだと思い起こすために。

全エクササイズをおこなうと5分から10分かかりますが、つぎの瞑想の言葉をただ繰り返すだけで、このエクササイズの基本をおこなうことができます。

この瞑想では、自分と自分の体への慈悲の気持ちが得られる短い言葉の組み合わせを繰り返します。声に出して読んでも、声に出さず心の中で繰り返してもかまいません。

最初のうちは自分自身や体への親しみなど何も感じられず、ただ言葉を繰り返すだけのように思えるかもしれません。言葉を繰り返しながら内面では抵抗を感じるかもしれません。そういったことには心配いりません。この瞑想は、最初は正反対の思考や感情を経験しているようにしか思えないとしても、癒し効果を発揮していると考えられます。友好の種はすでに自分の内部に存在しています。その言葉を繰り返すことは、その種を育てる方法なのです。そのうちに心が言葉にしたがうようになり、真に友好的な体験が開花するでしょう。

始めに、体を楽にできる姿勢にします。椅子にかけても横になっても、あるいは第6章で示すリストラティブヨーガのポーズでもかまいません。

体と結びつくために、腹部や胸など呼吸の動きを感じられる体の部分に両手を当てます。あるいは心地よく感じられるのであれば慈悲の表現として、体がいつも痛みを経験している部位に、手を当ててもよいでしょう。

この瞑想には3つの段階があります。第1段階では、体に向けてつぎのことを願います。体に向かって、親しい友人であるかのように「あなた (you)」という語を使ってください。その言葉を痛みを経験している具体的な部位に向けてもかまいません。

「あなたが健康でありますように」
「あなたが幸福でありますように」
「あなたが苦痛から解放されていますように」
「あなたに平安がありますように」

この第1段階を好きなだけ繰り返しながら、浮かんでくる考えや感情を意識してください。つぎに同じ願いを「わたし（I）」という語を使って、自分の体や心、魂に向けて発します。自分の体も自分に含んでいることをとくに意識して感じてください。

　　　「わたしが健康でありますように」
　　　「わたしが幸福でありますように」
　　　「わたしが苦痛から解放されていますように」
　　　「わたしに平安がありますように」

　慈悲の感情と結びつくことが難しければ、思いやりや慈悲の気持ちを本能的に感じられる人や動物を思い浮かべることから始めましょう。まず願いをそこに向けてから、慈悲の感情を自身のための慈悲の練習へともっていきます。
　最後に、つぎの言葉を繰り返すことによって健康や幸福、平和を選ぶ自由が、今この瞬間、自分にあることを認識してください。

　　　「今この瞬間、わたしはすでに健康であり、完全だ」
　　　「今この瞬間、わたしは幸福であることを選ぶ」
　　　「今この瞬間、わたしは苦痛から解放されることを選ぶ」
　　　「今この瞬間、わたしはこの体と心とこの経験とともに平和だ」

　これは自分に対して肯定的な表現を繰り返すアファメーションでもなく、希望的思考でもありません。自身の心・体・魂への慈悲による行動です。ヨーガは、苦痛から目を転じて、自身の内部に存在する健康・知恵・喜びの能力へと向けるためのエクササイズです。この言葉を真実だと信じているか、あるいは知っているかどうかに関わらず、その言葉を自身に示すことで、その道を自分で選んだということを思い起こすことができるのです。
　痛みを抱えている限り健康でも完全体でもなく、幸福にも平和にもなれないのだと、心のどこかで主張したがっている自分に気づいたでしょうか。そういった考えや感情、そしてそれらがどのような感じを引き起こしているのかに、ただ気づいてください。
　実践し続けるうちに、体を含む自身への心からの慈悲と幸福を願う気持ちで、本当に安らげることがわかるでしょう。そうなったら、その感じを味わってみてください。心と体に刻みこんでください。いつでもどこでもこの瞑想を利用すると、その感情と再結合することができるでしょう。

内省

　この瞑想によって、どのように感じましたか。どんな感情や考えが思い浮かびましたか。その体の中で、慈悲の心はどのように感じられますか。今、体はどんな感じですか。体や痛み、自分自身へ慈悲の気持ちを感じるのは難しいことですか、それとも自然に感じられますか。しばらく時間をとって、この経験について思い浮かんだことを書き留めましょう。

ルイザのケース：介護士になる

　弁護士助手をしている40歳のシングルマザー、ルイザは、背中の痛みを憎んでいるだけではありませんでした。自分の背中そのものを憎みました。痛みについて話し、仕事や子どもたちの世話、家の片付けなどの日常活動にどれほど支障をきたしているかについて語っているときに、ルイザはそう言いました。つねに完璧主義者であったルイザは、背中の痛みのせいで、自身の高い水準に見合う仕事も家事もできずにいました。

　ときに、その不満は自分の体に対する攻撃的な気分に変わり、背骨が真っ二つに折れるほど、背中を強く叩き壊したいという欲求となり、手を背中に回して拳で痛みを殴りつけたいという願望になりました。妙な話ですが、その怒りが動機となっていくらか自分の背中がきたえられているのだと信じていました。

　初めて会ったとき、背中をリラックスさせる効果のあるゆっくりとしたストレッチを学べるだけの忍耐を、ルイザは持っていませんでした。背中には痛みを生じる罰を与えたくて、ヨーガストレッチとして潜在的に役立つものまで体の攻撃に利用する危険がありました。体と仲良くなることが、スタート地点として何よりも重要だったのです。

　気にかけるという本能を背中へ向けたいかどうか、ルイザにたずねました。ルイザが思いやりのある優しい母親であることはあきらかでしたが、思いやる対象からなぜだか自分自身を排除していたのです。ルイザは背中の痛みに対して発作的に高ぶる気分に注意を払い、自分は背中を気づかう責任を負っているのだ、と考える実験をすることにしました。「背中がどんなに"行儀が悪くても"」です。

　ルイザは、体に対する感謝と慈悲の瞑想を自由な心で学びました。彼女にとって体に対する感謝と慈悲の瞑想は困難なものでしたが、工夫して挑戦をすることにしました。毎晩、寝るまえに新しく感謝したことを1つ見つけることを自分への課題として、ベッドの脇にリストをいつもおいておくことにしたのです。始めのうち、慈悲の瞑想の句を繰り返すことは、強制されているような気がしました。しかし、そうすることで、少なくとも体を傷つける習慣がさえぎられるのなら、目的は果たされているのだ、と自分に言い聞かせました。その新たな試みによって、背中と喧嘩しているような感じはなくなり、痛みを感じたときには、体を罰したくなるのでなく、自分自身の世話が必要だというサインとして利用することを学びました。背中への攻撃性は、友好的な姿勢へと徐々に変化していき、そのおかげで、癒しのプロセスに自分が能動的に関与できるようになったのです。

　その時点で、ルイザは背中を大事にする15分間の簡単なヨーガを2種類学ぶ用意ができていました。1つは、背中を鍛えて脊柱を動かすことに焦点を当てたもの（第5章を参照）、もう1つは、ゆっくりとした回復のポーズのみを含むもの（第6章を参照）です。その短いエクササイズは、痛みや不満がいつあらわれても、背中に与えることのできる贈りものになりました。

　ご自身の体と痛みの関係を考えてください。喧嘩しているように感じる部分が、体のどこかにありますか。そのような感じではなく、お世話係のような接し方をすると、どんな感じがすると思いますか。

体の声を聞く

実践：
- 内なる知恵と体のアドバイスに心を開くために。
- 痛みやストレス、病気で途方にくれたり困惑したとき、自分を大切にするために意識的にできることを1つ選ぶときに。
- セラピーや運動、エクササイズ、治療などを始めるまえに、目的は自分の体と自分自身を大切にすることだと思い起こすために。

　全エクササイズをおこなうと、5分から10分かかりますが、2、3回呼吸しながら精神を集中して、体に「あなたに必要なものは何ですか？」と問いかけるだけで、いつでもこの実践の基本をおこなうことができます。

　痛みだけが体からの重要なサインというわけではありませんが、確かに、もっとも声の大きいサインである可能性はあります。体の声を聞くことは、慢性疼痛に苦しんでいるとき、この世でもっとも意識的におこないたくないことだと思えるかもしれません。とりわけ、「体の声を聞く」ことを「意識とエネルギーのすべてを痛みに向ける」こととして解釈するならば、そう思えるでしょう。
　ここで求めているのは、そういうことではありません。体の声を聞くということは、体からの他のメッセージすべてに語ってもらうことなのです。なぜなら痛みのせいで目立たないことが多かったり、痛みを無視しようとする試みの陰で気づかれないメッセージがあるからです。体の声を聞くことは、自身を大切にする方法について自分に助言するチャンスを、内なる知恵に与えることなのです。
　この瞑想は、自分の中で体をはぐくみたいと望んでいる部分に触れるのを助けてくれます。また、体の知恵が、開かれた受容能のある心の表面に出て来る機会でもあります。
　この瞑想は最初、2、3分を静かな休息で始めます。痛みがあると、休息はかならずしも安らかに感じられるとは限りません。それでよいのです。できるだけ体を支えて、そのときに起きていることを、そのまま感じてください。痛みがあるなら、その痛みを意識します。空腹であれば、その空腹感を意識してください。疲れていれば、その疲労感を意識してください。そうすると、体にその日の難題を通りぬけさせようとするだけの姿勢から、体の声を聞きたいという願望へと、明らかに変化することがわかるでしょう。
　つぎに、体に質問することで、瞑想の手順を始めます。「あなたに必要なものは何ですか？」または、こちらの方が自然に感じられるならば、「わたしに必要なものは何だろうか」と聞きましょう。続いて、つぎの中から1つ以上を体に質問します。

1.「わたしが与えられるだけのもの以上を必要とするものがありますか」

2.「断つ必要があるものは何ですか」

3.「もっともあなたの栄養となるものは何ですか」

4.「いまおこなっていることで、おこなわない方がよいものがありますか」

5.「もう一度おこなう許可をもらいたいのに、わたしが許可していないことは何ですか」

6.「わたしが知っておくべきことが、何かありますか」

　この瞑想で浮かんでくることに驚く人もいるかもしれません。何も拒否しないようにしましょう。心を開放したままにしておいてください。無視されたり、否定されてきた不満が潜伏しているのです。それらはただ、関心と共感を持ってあらゆる考えを受け入れてくれる心に、心地よく姿を現してくるのです。

　最初に意識に出てくる考えが、自身の体や健康と直接関係あるように思えなくても、心配いりません。若い教師である線維筋痛患者ケイトを例にとってみましょう。ケイトが初めてこの瞑想を試したとき、実際に彼女の関心をつかんだのは、自分の体が寝るときに物語を必要としていることに突然気づいた、ということでした。最終的には、もっとも酷い痛み症状に苦しんでいるときに、古

典文学作品のCDを聴くようになり、それがケイトにとって、もっとも効果的な治療となりました。就寝時の物語は、医療サービス提供者の誰もケイトに処方することはできません。それこそが、この瞑想のポイントなのです。あなたは、あなた自身の必要としているものを知っている唯一の存在なのです。助言を求めて自身の内側を探すと、健康と人生のコントロールをいくらか取りもどすのに役立つ多くの可能性を発見するでしょう。

スティーブのケース：聞くことを学ぶ

　ある大学の運動部門を管理する54歳のスティーブは、長い間、あごの痛みと頭痛に悩まされ、体がどう感じるかにそれほど注意を払わずに働いていました。あまりにも痛みが酷いせいで、行動を中断しなければならないこともありましたが、このような中断は、背景雑音のようなものになっていました。そういうことは無視することを習得していたのです。

　痛みを無視するだけではありませんでした。スティーブは空腹時にお腹が鳴るなど、体からの他の信号も無視することを学んでしまっていたのです。姿勢の調整を切望している背中の居心地の悪さや、深刻な睡眠不足、そういったことすべてが、侵害感として感じられました。

　スティーブは、体の要求に耳を貸さなくてもかなりうまく動けることを発見しました。実のところ、それは意志の問題だと考え始めていました。なぜなら心は体と常に戦い、体はスティーブを計画と目標から逸脱させることだけに関心があると思っていたからです。それが30年以上にわたり、運動選手としてのスティーブが痛みとケガを扱ってきた方法であり、それで問題なく動いてきました。

　最初、気を外らす方法は、スティーブに十分な効果を発揮しました。しかし、頭痛はますます日常的に、あごの痛みもいっそう長く続くようになり、痛み治療薬の効果は薄れつつあるようでした。ある同僚が、大学でおこなっている筆者の痛み・ストレス解放クラスの1つをすすめました。それは偶然、キャンパスの主要運動施設の1つでおこなっているクラスだったので、スティーブは参加することにしました。

　自分が何を探しているのか、あるいは、そのクラスが役に立つのか、スティーブは確信を持てませんでした。そのときは、体の緊張、睡眠不足、そして怒りを爆発するまでストレスをためる性向さえも頭痛と関連があるとは、想像もしてませんでした。ただ注意を払っていなかったので、そういったことに気づくことができなかったのです。痛み信号の声が大きくなる傾向を止めるために、スティーブがまずしなければならなかったことの1つは、聞くことを学ぶということでした。

　ある日のクラスで、緩やかな動きのセッションの最後に、「体が必要としているものは何ですか」という瞑想をおこないました。のちにスティーブは、それが自分にとって本当の岐路だったと語っています。初めて自分の体に必要なものは何かという質問を投げかけたときには、何も起きませんでした。何も浮かんで来なかったのです。そのことで煩わしく思ったので、つぎに頭痛が起きたら、そのときにもう1度試してみることにしました。こんどは、1つの言葉が浮かび上がったことに驚きました。その言葉は「呼吸しなさい」でした。

それが一体何を意味するのか、スティーブにはわかりませんでした。なんといっても、呼吸をしていなければ、彼はとっくに死んでいたはずなのですから。もちろん、意識呼吸は、クラスの中でおこなわれている動きからリラクゼーションまでの中の一部となっていました。ですが、スティーブは指示のその部分を無視していました。全エクササイズから最大限を得ることばかりに集中していたようです。

　スティーブは洞察を拒否するのではなく、頭痛がするたびにその言葉を思い出すことにしました。つまり痛みが始まったら、呼吸するよう自分に言い聞かせるようにしました。つぎに、どのように呼吸しているかに注意を払いました。とくに職場や家で要求されているストレスを感じたとき、歯を食いしばって、息を止める癖があることに気が付き始めました。その観察結果が動機となり、クラスでおこなっていた呼吸エクササイズのいくつかを独りで実践して、痛みを和らげたり、なくしたりできるかどうか確かめるようになりました。大変驚いたことに、スティーブにとってそのエクササイズは役に立ったのです。しかも、頭痛やあごの痛みだけでなく、負担がかかり過ぎて心が折れそうになったときのストレスに対処する助けにもなったのです。

　スティーブにとって、「呼吸する」という言葉を聞くことは、ずっと続いてきた心と体の間の戦争を終わらせる第1歩でした。ストレスの扱い方法や自分を大切にする方法についての体からのメッセージを聴き始めてから、どちらもいっそう効果的にできるようになりました。

　こんど痛みに悩まされたら、その機会を利用して、簡単な質問をしませんか。「必要なものは何ですか」何でも浮かんできたことを書き留めて、あとで思い出すようにします。ひらめいたどんな知恵も受け入れてみましょう。

痛みと仲良くなる：瞑想

　体だけでなく、痛みとも仲良くなることは可能なのでしょうか。本書を購入して、取り除こうと思っていた、まさにその対象と仲良くなるとは、一体どういう意味なのでしょう？

　経験にそぐわないように思われるかもしれませんが、痛みの受容は、日常生活の中において、感情的幸福の増加や肉体的機能の改善、また、痛みによる障害の減少のような、痛みの改善と関連しています（2008年、MacCracken、Vowles）。受容とは、痛みを抱え込んで痛みに苦しむ人として個人を認識するという意味ではありません。人生の一部として痛みを経験しようという気持ち、そして痛みとともに人生を歩みたいという気持ちを意味しているのです。

　怒りや不満、失望の代わりとして受容を開発する方法は数多くあります。まず始めに、その痛みと仲良くなるための、勇気と思いやりのある行為を紹介します。それは痛みを許すことと、その痛みを師としてみなすことです。

痛みを許す

　痛みは自己防御の衝動です。奇妙に思えるでしょうが、慢性疼痛は、普通、未来の苦痛から身を守ろうとする心身の勘違いした試みなのです。慢性疼痛の本質に防御本能があると認識できたら、怒りに向かう有毒な怒りの大部分を取り除くことができます。

　つぎに挙げた設問のすべて、あるいは一部を利用して、痛みや痛みについてどう感じるかを書き留めるか、あるいは単に熟考してみましょう。始めるまえにほんの2、3分間費して、簡単な意識呼吸かリラクゼーションをおこなって精神を集中させるとよいでしょう。つぎのような質問を自分にたずねたとき、驚くようなことが頭に浮かんできても、すぐに拒絶しないでください。すべての洞察や観察を歓迎しましょう。

1. 痛みを感じる能力すべてを失ったら、どんなことが起きますか？　何故その能力が痛みを感じる必要があるのですか？

   ----

2. その慢性疼痛は何から身を守ろうとしているのですか？　その痛みは何から身を守ってきたのですか？

   ----

3. 何によって安全だと感じますか？　何によって不安を感じますか？　そういったものごとはその痛みに何か影響を与えていますか？

   ----

4. 痛みは何をおこなうことを許可し、また避けてますか？　ふたたびおこなうために、自分に許す必要のあることが何かありますか？　休息をとるために許可が必要なことが何かありますか？

   ----

5. 痛みは何を怖がっていますか？　恐れるべきものは、もはや何もないはずなのに、その痛みは何を怖がるように言っていますか？

この熟考を終えたら、過去どれほど痛みに影響されていたとしても、不要な痛みや苦痛から解放される準備ができていることを認めてください。自分のために、こう祈りましょう。「この痛みから解き放たれますように」、そして「この苦痛から解き放たれますように」

痛みを師としてみなす

　人生において、痛みを含むすべての物事が師となりえます。この考えはサンスクリット語のヨーガの詩「グル・デヴォ・マヘシュヴァラ（guru devo maheshvara）」にあらわされており、このタイトルは「病や事故、心的外傷、喪失には、人を暗闇から光へ連れ出す力がある」と解釈できます。

　この詩は人生に対する理想的な姿勢を表現していますが、現実になりえるのです。というのは自身あるいは世界についての偉大な真実か何かを明らかにするために、痛みをあえて生活に招待する人などいないでしょう。それでも、痛みは誰にでも姿をあらわします。招待する必要はありません。痛みがあらわれたとき、もっとも暗い心の隅に引きずりこまれるでしょう。それでも、痛みによって、偉大な明確さと洞察へと導かれるような、意識的な選択もできるのです。人には、経験の意味を選ぶという途方もない能力があるのです。

　「痛みは暗闇から光へと連れ出してくれる師（グル）である」という考えは、あらゆる経験は人を賢明にし、強くするのだということを思い出させてくれます。痛みは、くだらないことを手早くすませる道の1つなのです。また、人生でもっとも大切なことをとても早く教えてくれ、また、これまでどのように人生を築いてきたかを吟味することを余儀なくさせてくれます。痛みは、自分の強さを明らかにしてくれます。自分の恐れと希望に照明を当ててくれます。痛みは忍耐と勇気を教えてくれます。自分自身を大切にする方法を教えてくれます。自身と他人への共感を目覚めさせてくれるのです。

　過去や現在の痛みは、すぐに捨て去るとしても、師としてみなすこともできます。痛みを師としてみなすことは、痛みを持ち続けるということではありません。痛みも含めて経験のすべてを利用して、不要な苦痛を終わらせる方法を学ぶことに専念する、ということなのです。

痛みを師としてみなすために、つぎの質問を考えてみましょう。

1. 慢性疼痛の経験によって、人生の展望はこれまでどのように影響されてきましたか？ 痛みを経験するまえに比べて、現在、実際に大切だ、あるいは大切でないと感じることは何ですか？

   ----

2. 痛みとともに生きよう、痛みを治そうとして、自身について何を学びましたか？

   ----

3. とくに強烈な痛み症状を乗り越えるのを助けてくれたものは何ですか？ 自身の健康と幸福を支えることについて、何を学びましたか？

   ----

4. 痛みについてのあなたの考えは、どのように苦痛を大きくし、あるいは小さくましたか？ 苦痛を悪化させるような、痛みに対する考え方はありますか？ 痛みの経験に意味を見い出すのに役立つような痛みについての考え方はありますか？

   ----

5. 慢性疼痛の経験の中で、もはや痛む必要がないと学んだものはありますか？

この熟考を終えたら、これまで痛みからどんな教えを学んだとしても、不要な痛みや苦痛から解放される準備ができていることを認識してください。自分のために、こう祈りましょう。「この痛みから解き放たれますように」、そして「この苦痛から解き放たれますように」

ジェイソンのケース：背中と首の痛みの中にメッセージを見つける

ジェイソンは31歳の科学者で、背中上部と首の慢性疼痛で苦しんでいました。およそ2年間、痛みがあったりなかったりの毎日を過ごしていました。ジェイソンの説明によると、この痛みは、「背中上部、とくに右肩甲骨のあたりがいつも気になり、そこから首にかけて、あるいは背中の方へ激痛が定期的にはしる」というものでした。

痛みが小さくなると、無視したり運動や睡眠によって一時的にほっとしたりできることに気づきました。ですが、最悪のときには、その痛みのせいで痛み以外のことに集中することは困難でした。

またその痛みには、感情的な犠牲もともないました。「壊れていく自分の体に失望しました。どんな怪我もすぐに回復する自分の身体能力を、当然のものだと思っていたのです。どこにも行かないこの痛みが、苛立たしくて仕方ありませんでした。この痛みがなくなることは決してないのかもしれないとわかったとき、ただただ、悲しくなりました」と、スティーブは言いました。

悲しみが痛みと同程度にジェイソンを動揺させたため、わたしたちはその悲しみと、直接、取り組むことにしました。痛みを師として利用できるという考え方について話し、それが痛みが完全に消えることはなくても、痛みがありながら、もう少し平和を見い出す助けになるということを説明しました。「その痛みは、何から身を守ろうとしているのか」という問いについて考えてみるようジェイソンに話しました。答えは即座に返ってきました。「働きすぎること」。痛みは自分がどれだけ働いているかに比例しているようだと、ジェイソンは気づきました。「ときどき時間がたつのを忘れて、14時間から16時間働く日があります。そんな日が2、3日続くと、痛みを覚えました」

その答えに、わたしたちは2人とも驚きました。ジェイソンの本来の目的は、痛みを小さくして、仕事に支障のないようにすることでした。当初、姿勢の悪さとコンピュータ人間工学の問題として痛みに取り組み、仕事をもっと「快適に」しようと努力し続けました。その効果が出なかったとき、初めて、ヨーガに目を向けたのでした。

しばらく熟考した後、ジェイソンは決心しました。「痛みは、注意を向けるようにと呼びかけていたのです。わたしにそこにいるように、と呼びかけていたのです。仕事をするな、と。痛みが最悪になると、座ることしかできませんでした。痛みはわたしに、ただそこにいるように、そして行動するのをやめるよう、頼んでいたのです」

人生における仕事とその他の領域とのバランスに気づいたことは、その先もずっと自分にとっての問題となり続けるかどうか、ジェイソンにたずねました。彼は、そうなりそうだと同意し、それまでに痛みを経験していた全時間においても、それは中心的問題だった、と語りました。その洞察によって、痛みに対する感情、とくに痛みはすぐには消えないという事実に対する感情が変わったかどうか、たずねました。しばらく考えた後、ジェイソンはこう答えました。「バランスを見つけるこ

とを思い出させるものが痛みだとしたら、完全になくならなくてもかまわないと思います。少なくとも、思い出させるものを必要としている限りは」

痛みが伝えていることは、いまではジェイソンの心に刻みこまれています。つまり、「座って、そこにいて、行動するのをやめる」ことです。ジェイソンは、正式な瞑想を実践することにし、毎日、朝一番に瞑想を始めました。それが、彼が考えられるもっとも具体的な洞察の解釈であり、そして、この決意によって、痛みが仕事と生活のバランスに関連しているという考えが試されるのです。これまでのところ、そのやり方は功を奏しているようです。痛みを覚える頻度は減り、痛みの強さも弱くなっています。生活の中で、ボランティア活動や音楽の時間も作るようになりました。以前の彼は、そういった「娯楽」活動に時間を費やすことに、罪悪感を感じていましたが、いまではある種の治療法だと考えています。

ジェイソンの痛みは、働きすぎによって生じたのでしょうか。どれほど多くの肉体的・感情的・社会的要因が痛みに影響するのかを考えると、その説明としては単純すぎるように思えます。ですが、たとえ仕事の問題がジェイソンの痛みの一部に過ぎないとしても、そこに焦点を当てることは、自身の痛みとの関係を変えるのに役立ったのです。

痛みを、自分の支配する敵ではなく、学ぶところのある師に変えることは、驚くほどの力となり、癒しとなります。この見方は、通常意味ないと思っていることの中に意味を見出すことに役立つのです。また、内なる知恵を通して、あなたが気づいていなかったレッスンの理解を助けるのです。

友好的な基盤を築いて前進する

本章での実践や熟考によって、あなた自身の癒しのヨーガを実践する準備が整いました。呼吸・動き・リラクゼーション・瞑想実践を探求し始めるときには、それぞれの実践は体と心への贈り物であることを思い出してください。体の声を聴きたいという意欲にみちびかれるがままに、もっとも自分の役に立つものを選びましょう。毎日の生活の一部として実践するという決意は、苦痛から解放されたいという欲望によって、いっそう強まるでしょう。

まとめ

呼吸法と体と仲良くなる方法を探ってきたので、ここで気に入った実践法2つを合わせて、1つの簡単な癒しのエクササイズにすることを考えてください。そのエクササイズは、ほかの章を探求しているあいだでも、毎日の儀式となるでしょう。つぎに、第3章と第4章で学んだいくつかのエクササイズの組み合わせ方を紹介します。

- 「喜びの呼吸（p.40）」を「心・体・魂への慈悲の瞑想（p.57）」と組み合わせる。
- 「体への感謝（p.54）」を「体で呼吸する（p.45）」と組み合わせる。
- 「意識呼吸の実践（p.26）」をおこなった後、「体の声を聞く（p.61）」を実践する。
- 痛みがあるとき、「癒しの呼吸（p.41）」を2、3分間おこなった後、瞑想しながら「この痛みから解き放たれますように」、そして「この苦痛から解き放たれますように」と唱える。

Chapter

5

体を動かす
Moving the Body

　痛みによって最初におこることは、体が動かなくなることです。筋肉は張り詰め、関節はこわばって、肉体を動かすという考えで圧倒されてしまうのです。痛みが慢性になると、体から気楽に力強く動く能力が失われ、体の中に閉じこめられたような気がし始めるでしょう。

　痛みの反応として動かなくなることは、自然な防御本能であり、慢性疼痛に悩む人の多くは、動くことを避けます。何故なら、自分自身が傷つくことを恐れるからです。しかし、長い目で見ると、動くことを避けることで、痛みは一般的に悪化します。緩やかな運動は、痛みの悪化や機能の喪失を防ぐのによい方法です。研究によると、ヨーガの動きは痛みを減らし、機能を向上させ、運動意欲を消失させるような痛み、たとえば、背中下部の慢性疼痛（2005年、Sherman、他）、関節炎（2005年、Kolasinski、他）、偏頭痛（2007年、John、他）、毛根管症候群（1998年、Garfinkel、他）などに対する鎮痛剤の必要性を減らすのです。

　ヨーガの動き方は、痛みに苦しむ人たちにとくによい運動です。自分のペースで進むことができ、自分に最適だと感じる動きを選び、必要なだけ時間をかけて、体をもっと快適にする方法を学ぶことができます。ヨーガの利点を受け取ろうと緊張したり、無理したり、競ったりする必要はあり

ません。ヨーガは、すでに体内を流れているエネルギーを解き放って、自分の体の心地良さを回復するよう考案されています。

ヨーガの自然治癒力を引き出すために、ヨーガ伝統では2つのタイプの身体エクササイズを発展させてきました。(1)多様なポーズで、ポーズのまま静止状態を維持する(アーサナと呼ばれる)、(2)動きと呼吸を調和させながら、流れるようにポーズを変えて動く(ヴィンヤサと呼ばれる)、の2つです。本章では、慢性疼痛に悩む人たちを助けるために、動きとポーズを使って、両方を教えていきます。

本章のヨーガ・エクササイズは、つぎのような効果があります。
- 体の緊張とストレスを緩める。
- 気分を向上させる。
- 神経系が本来もっている鎮痛物質を放出する。
- 日常活動のための体力とエネルギーを回復する。
- 体の信号に耳を傾け、自分を大切にする方法を学ぶ。

本章のエクササイズを定期的に実践すると、慢性疼痛の支配から解放され、動くことの本来の喜びを思い出すでしょう。

体を動かすヨーガのアプローチ

呼吸とともに体を動かすヴィンヤサは、ヨーガにおける動きの基礎です。簡単なヴィンヤサの一例が、息を吸いながら両腕を上にあげて、はきながら下げる、というものです。本書を下において、早速、その動きをしてみてください。息を吸いながら、両腕をあげます。はきながら、おろしましょう。

動きと呼吸の完全な一致という単純なことの中ににヨーガ(すなわち、心・体・魂の再統合)を発見するカギがあります。動きと呼吸の正確なタイミングは、自分で調整します。息を吸いつづけながら腕をあげつづけるのであり、腕をあげた静止状態を維持するのではありません。腕をあげつづけながら息を吸いつづけるのです。腕を動かしながら呼吸を止めているということはなく、呼吸をしながら動いていないということもありません。いいかえると、体の動きと、体を出入りする呼吸の動きとが分離せず一致しているのです。

このことを念頭に置いて、腕をあげる動きをもう一度やってみましょう。息を吸いきるまで、そして、息をすべてはききるまで、腕の動きを広げてください。呼吸と動きを合わせるには、どちらかを遅くするか速くする必要があるかもしれません。

こんどは動きに違いが感じられましたか。おそらく、いくらか意識的で瞑想的に感じられたのではないでしょうか。呼吸や体を以前より意識することができましたか。動きと呼吸を完全に合わせる方法を学べば、単純な動きでも強力な癒しの瞑想になるでしょう。

ポーズをとって静止するアーサナは、ほとんどの人が「ヨーガ」という言葉を耳にしたときに思い浮かべるものです。たとえば、体で異常な体位を作り、そのまま数呼吸から何分間ものあいだ静

止するというものです。体のエネルギーの流れを自由にするために静止姿勢を維持するとは、奇妙に思えるかもしれません。しかし、体の外側では静寂状態を保つことによって、すでに体に存在している内側のエネルギーの流れを観察できるのです。ヨーガでは、走り回ったり、心拍数をあげたりして、多くのエネルギーを作り出す必要はないのです。ヨーガでは、すでにエネルギーの流れは内側にあって、呼吸や感覚のように体内を動き回っていると考えています。ポーズをとって静止すると、それを感じることができるのです。

各々のポーズは、心のエクササイズでもあります。ポーズのねらいは、できるだけ深いストレッチをしたり、できるだけ長い時間ポーズを維持したりすることではありません。強いストレッチや、維持するのに努力を要したりするポーズをとりながらも、心の平和を経験することなのです。各々のヨーガポーズで心の平和を見つける方法を学ぶとき、忍耐と勇気と、あなたの存在そのもので、どんな困難にも立ち向かう方法も学んでいるのです。

ヨーガのポーズで、あるいは困難な状況で、ストレスを小さくする最良の方法の1つは、第3章で学んだように、呼吸する感覚に意識を集中させることです。意識呼吸は気持ちを落ち着かせ、ポーズが体に与える影響に触れるのにも役立ちます。そこで、アーサナもヴィンヤサと同様に、呼吸がヨーガのエクササイズを癒し効果のあるものにする、おもな要因となっているのです。この原則は、ヨーガのリラクゼーションと瞑想のエクササイズを学ぶときにも出てきます。新たなエクササイズを学ぶたびに、呼吸がどのような役割を果たしているか、かならず意識してください。呼吸に意識を集中しつづけると、どのエクササイズも癒しのプラーナと確実に融合していくのです。

ヨーガはあなたの疾患にとって安全か

心臓疾患やガン、糖尿病、HIVといった広範囲の疾患にヨーガが役立つことは、これまでにも示されてきました。ヨーガはまた、人工股関節置換手術、膝関節鏡視下手術、脊髄手術などを含む手術後のリハビリテーションにも利用されてきました。

だからといって、ヨーガのポーズや動きが全部、どんな状態でも安全だという意味ではありません。関節の大手術をすれば、動かせる範囲が永久に狭められる可能性がありますが、その範囲は個々の手術や個人によっても大きく異なります。自分の状態に禁忌である動きがあるか、あるならばそれは何か、医師あるいは理学療法士にたずねてください。コントロール不能の高血圧、あるいは緑内障のような血圧関連の眼疾患をわずらっている場合、頭部を心臓より下に持っていく動き（たとえば立位前屈）は安全かどうか、確かめてください。骨粗しょう症や脊椎損傷の場合は、背骨を著しく動かす（後ろに倒れて体をねじる、背骨を曲げて背中を伸ばす、など）ポーズは、とくに慎重におこなう必要があります。

残念なことに、具体的な症状に対して普遍的に通用する運動指針というものはありません。ですが、医師の助言や体の反応に注意を払う意欲があれば、どんな形のエクササイズでもケガの危険性を大きく減らすことができます。

動きは、癒しのヨーガ実践の構成要素の1つにすぎないことを、おぼえておいてください。体に適さないポーズがあっても、呼吸やリラクゼーション、瞑想など、豊かで十分なヨーガエクササイズをおこなうことはできるのです。

傷つけるのではなく、癒す動きのための5つの指針

　慢性疼痛患者の多くは別の運動で体を痛めているため、ヨーガも含め、新しく何かを試すことに用心深くなっています。ヨーガには軽業師の柔軟さが必要だという誤解を伴う評判は、その問題の解決には役立ちません。真実は、どんな運動も、その使い方によって害にもなり、癒しにもなりうるということです。本章のヨーガの動きは、ほとんどの人が利用できます。以下に述べる指針は、ヨーガが痛みを強化するのでなく、癒してくれるのだということを確信できる助けになるでしょう。この指針はどんなエクササイズにも適用でき、安全に活動するための助けとなるでしょう。

努力と楽することのバランス

　他のエクササイズやストレッチを100％全力を出して、自分を限界にまで追い詰めておこなった経験があるかもしれません。そのアプローチは、慢性疼痛を治すというより、その原因となる可能性のほうが大きく、ヨーガではまちがいなくケガへの片道切符となります。

　限界へと追い詰めるのではなく、50～60%くらいの力を維持することを考えてください。ヨーガの動きをしたりポーズをとるときは、滑らかに呼吸し、自身の一体性を保ち、顔には笑みを浮かべることもできるでしょう。動きやポーズにちょうど必要なだけの努力を自分に課して、体と心の緊張は最低限にしてください。

　呼吸を止めたり、無理な呼吸をしていることに気づいたら、それは必要以上に力をいれているということです。ポーズを楽しんでいるのではなく、ポーズと戦っているように感じたら、努力レベルを1段階下げるか、休んでください。もっと楽に、力を抜いて、もう1度やってみましょう。

　少ない力で動くことは、体に対する安全性を増すだけでなく、実際にはそれ以上のものが受けられます。努力を50～60%で維持すると、十分なエネルギーと心地よさをえられるのでポーズを十分長く維持でき、体の習慣を変え、体力・バランス・柔軟性を築くことができるでしょう。

意識を向ける

　ヨーガの動きをおこなうと癒されるのは、心と体が再統合するからです。ヨーガは、心がほかのことに占有されていながら、体だけでおこなえるようなことではありません。気づき、つまり何かをしているときにはそのことと、何を感じているかに意識を向けることによって、動きやポーズの恩恵を十分に得ることができるのです。それに反して、無意識におこなうと、古い習慣が強化され、痛みやストレスが悪化することになります。

　動きやポーズを実践するときには、おこなっていることと感じていることに、かならず意識を向けてください。呼吸・思考・感覚・感情とつながっていてください。体全体と心でその動きを経験し、その恩恵を受け取りましょう。

　そうすることは、ポーズが深いストレッチや、体をささえる筋肉のような、体内に強い感覚を生

じるときにとくに重要です。痛みを遮断することに慣れていると、そういった感覚を遮断したくなります。ヨーガのポーズをとっているとき、体に起きているポジティブな変化の感覚と、痛みのあいだには、ほんのわずかな境界線があるだけです。1つのポーズで何を感じるか、ということにそれほど意識を向けていなければ、心が、安全で健康的な感覚を痛みとして誤解することがあります。そうなると、ストレス反応のきっかけとなって、緊張と痛みが強くなります。一方、真の警告信号である感覚を無視すると、体を痛める危険性が生じます。しかし、感覚に意識を向けつづけ、自身でけっして無理をしていないのであれば、強力ながらも安全な感覚でリラックスしながら、ケガから身を守る方法を学ぶことができます。それぞれのポーズでは、思いやりと体への友好的な感覚でいてください。痛みをともなうポーズがあれば、そのポーズを止めて、休みましょう。

カルマの法則にしたがう

　ヨーガ哲学においてカルマとは単純に、あらゆる行動には因果関係があることを意味します。

　これは、すべてのヨーガポーズに当てはまりますが、同じポーズでも効果には個人差があり、日によっても異なります。ヨーガ実践を癒し効果があり、無害なものにするためには、カルマの生徒になる必要があります。

　実践していくにつれ、それぞれの動きやポーズの効果が体にあらわれることに気づいてください。心地よく感じますか。楽に呼吸していますか。体に新しい感覚がありますか。それは痛みですか、それとも楽しい感覚ですか。ポーズをとる方法をいくらか変えると、ポーズをとったときの感じは変わりますか。ポーズのあと、痛みは強くなりますか、それとも弱くなりますか。ポーズは体の緊張を強くしますか、それとも解きますか。カルマの生徒になるということは、その日の残りの時間、ときには翌日にもわたって、どのように感じるか、ということに注意することを意味します。

　エクササイズの因果関係を意識すると、もっとも癒し効果のあるエクササイズを創作し、役に立たないポーズや動きを避ける方法を学べるでしょう。この学びは、人生の他の領域に持ち越され、知恵と共感を持って体の声を聴き、自身を大切にするのに役立つでしょう。

想像力を利用する

　心身のつながりに対するヨーガの偉大な洞察の1つは、想像する力です。ヨーガ行者は、伝統的に、動きを実践するまえにその動きを想像すると、心と体がポーズの全恩恵を受けとるための準備がととのうと信じていました。この原則を利用して、痛みからもっと自由になって、動きをおこなうようになることができます。

　希望的観測のように聞こえるかもしれませんが、不思議でもなく、ばかげてもいません。動きを想像すると、ずっと楽に、快適に、そしてうまく動くための体の準備がととのうことは、科学研究によって裏付けられています。動きを想像するとき、その具体的な動きに必要なのと同じ神経系経路と脳領域が活性化します。筋肉も、動かしたりリラックスするのに必要な準備をします。リラックスしているときに動きを想像することによって、実際の動きのあいだの不要なストレスや身体的

緊張や不快感を避けることができます。痛みをともなう典型的な動きを、痛みのない動きとして想像することも、その動きは痛みが小さい経験として脳に教えることになります。

　新しい動きに挑戦するまえに、説明や写真などで実践しているところを視覚化してください。そのあと目を閉じて、その動きを優雅に自然におこなうとどう感じるか、イメージします。不快感をおぼえる動きやポーズがあれば、いつでも目を閉じて、痛みを感じずに呼吸と調和させて実践しているところをイメージしましょう。体で実際にポーズをとらなくても、心と体には本物の癒し経路が作られます。またヨーガのイメージ化の手法は、あらゆる動きや、いつか遭遇するのではないかと心配している状況にも応用できるのです。リラックスした体と呼吸を維持しながら動きや状況をイメージすると、実際に直面する困難を対処するのに、大変役に立ちます。

一貫して続けること、ただし柔軟性を欠かさないこと

　ヨーガをあまり複雑にしたり、無理しておこなって時間を無駄にしないようにしましょう。1週間に1度1時間より、少しの動きを毎日おこなうほうが効果的です。1日のうちに数回2〜3分ずつおこなうと、なおよいでしょう。

　もっとも重要なのは、ヨーガを生活の欠かせない一部にすることです。自分が休の中に、休とともに存在する習慣を、癒される方法で作りあげることが、ねらいなのです。その習慣が根付くのを助けるために、どこででも5〜10分の時間をとって体を動かしたり、呼吸やストレッチ、リラックスをしたりしてください。本章の一連のエクササイズは不変の処方箋ではありません。示された順序通りに完全におこなう必要もありません。動きまたはポーズを1〜2つだけ選んで、独立したエクササイズにすることも可能です。どのポーズも、お気に入りの呼吸や瞑想、リラクゼーション法と組み合わせて、自分だけのミニ癒しエクササイズを作ることができます。自分の生活に合ったショートエクササイズの作成に関する詳しいアドバイスは、第8章を参照してください。

グレッグのケース：少なくおこない、多くを受けとる

　40歳代前半の事務マネージャー、グレッグは、運動に関して愛と憎しみの関係にありました。グレッグは、日曜日にはバスケットボールコートやハイキングコースでの活動に力が入りすぎ、月曜日の朝にはやっとのことでベッドから這い出るような、典型的な週末戦士でした。週の残りの日は回復を待つのではなく、ジムで運動をして過ごしていました。そのように20年間費やした結果、つねにひざと背中が痛むようになりました。グレッグはまだ活動は続けたいと思っていましたが、恐れ始めてもいました。そんな週末を続けるためには、つねに負けず嫌いの性格と市販の鎮痛剤が、必要だったからです。

　かかりつけの医師には、ひざや背中の痛みを小さくする緩やかな方法として、ヨーガを勧められました。グレッグは、アスリートのためのヨーガを謳った地元のヨーガスタジオのクラスに、参加してみることにしました。それは、想像以上にハードなクラスでした。教室は約37.7度にまで温められ、インストラクターは新兵訓練のごとくクラスを進めました。グレッグは指示にしたがい、どの

ポーズでも、できる限り、精一杯がんばりました。他の生徒たちの体がはるかに柔軟性の高いことに刺激されて、ますます自分を追いこんだのです。クラスの最後には疲れ果てていても興奮が残り、まるで大きなバスケットボールの試合をした後のようでした。

　つぎの日、グレッグは、ほとんど歩くことができませんでした。気温の高いヨーガクラスでは、奇跡的に足の先に触ることができたのに対し、その日のグレッグは、膝に手が届くよう体を曲げることすら困難でした。それゆえ、ヨーガクラスを楽しんだにもかかわらず、グレッグはジレンマに悩まされていました。ヨーガをしても同じ状態が維持されるだけだろうか、それとも、つづけていれば、いつか痛みが癒える日がくるのだろうか、と。

> **安全を保つ：観察する感覚**
>
> 　安全なヨーガは、興味の広がりと新しい感覚を生み出します。それは、緊張がゆっくりとほぐれて気持ちよいストレッチへと変わる感じや、それまで知らなかった筋肉の目覚め、呼吸できるとは知らなかった体の部分に呼吸が届く感じなどです。感覚は、体について学ぶのを助けてくれ、体の感覚を観察することは、それ自体が癒しの瞑想となりうるのです。
>
> 　しかしながら、感覚の中には、ポーズをやめる時間を知らせる合図や、将来そのポーズは避けたほうがよいことを伝えている合図もあります。つぎにあげる感覚のどれかをおぼえたら、ポーズをやめて休みましょう。
> - ストレッチをつづけると強まる不快感
> - 1つのヨーガセッションからつぎのセッションへ移るときに強まる不快感
> - 自然で深い呼吸をできなくさせるような、あらゆる種類の不快感や努力
> - 鋭い痛みや突然の痛み全般
> - 感覚の喪失
>
> そういった感覚はすべて、ヨーガの実践に期待する前向きな変化ではなく、ケガと一致する方が多いと考えられます。そのポーズを無理におこなっているか、長く維持しすぎているか、体が休息を必要としているか、あるいは、単にその時点で癒しとはならないポーズです。
>
> 　ヨーガはおこなっているあいだに気分が良くなるものだということを知った上で、感覚を自身の判断材料にしてください。もしヨーガをおこなって気分が悪くなるのであれば、おこなうのをやめて、自分の役に立つ別のエクササイズを探してください。

　すばらしいことに、グレッグはあきらめもせず、新兵訓練風ヨーガ教室にもどることもしませんでした。別のヨーガ教室を2、3箇所訪ねて、初心者向けクラスを見つけたのです。それは、生徒たちに各々のペースで進み、必要に応じてポーズの修正を奨励するクラスでした。そこに競争はありませんでした。インストラクターはクラスで、呼吸することと、不必要な緊張を解くことを思い起こさせました。グレッグはそのクラスで衝動に駆られることはなかったけれど、終わったあとはよい気分でした。つぎの日、気分はもっと良くなっていました。朝ベッドから出るとき、体のこわばりもまし

になっており、職場で机に向かうときも、いつもの背中と首を這い上がる痛みはありませんでした。

　週一のクラスに2、3回通ったところで、グレッグは、ヨーガの効果を確信しました。そのクラスで習う動きをいくつか取り入れて、自宅の居間で毎日15分の日課をスタートしました。彼にとってもっとも難しいストレッチも、我慢強くおこないました。この短い日課はわずか一週間で、ヨーガの恩恵を十分行き渡らせました。自分の体が軽く、柔らかく、自然に感じられるようになったのです。

　当初グレッグは、ヨーガが週末戦士の活動の維持に役立つことを期待していました。しかし、自分でも驚いたことに、エクササイズに対してバランスのとれたアプローチをとっていることに気づきました。一週間のあいだにそれほどの痛みがなかったので、昼休みに会社のジムで軽い運動をすることができました。そして週末には、自分のエネルギーと、自分の限界を知らせるシグナルを、意識するようになっていました。自分の体に無理をさせすぎて、月曜日に痛みが戻ってくることのない方法を学んだのです。

　これは、自身のヨーガエクササイズをどのように見つけるかというよい例です。確かに痛みを悪化させるような激しいヨーガへのアプローチは魅力的です。競争、自己批判、不安、恐れ、回避、焦り、そういったものすべては、最良の"治癒"あるいは"目的"を狂わせる可能性があります。自分自身のヨーガへのアプローチを確かな癒し効果のあるものとするために、実践中の経験こそが、いつか受けることになる長期的な効果の良き指標であることを、おぼえておいてください。エクササイズが緊張を要するものであれば、痛みを和らげることはありません。ですが、体を動かしたり伸ばしたりしているとき、精神的にリラックスできて、身体的に心地よく感じられていれば、それはその感じを残りの人生へ持ち込む道を順調に進んでいるということです。本書中のエクササイズに専念するにしろ、DVDや教室に範囲を広げるにしろ、自分には何が適しているのか体から教わりましょう。そして、自分を快適にするものを見つけたら、それを生活の一部にしてください。

シークエンス

　つぎに示すシークエンスは基本的な包括的エクササイズであり、慢性疼痛を抱える人たち向けに示されたポーズや動きが含まれています。1シークエンスはリラクゼーションの準備をするために、6対の活動的なポーズと緩やかなポーズ3つのセットで構成されています。活動的ポーズの各対は、ヴィンヤーサ（2つのポーズをつなぐ流れ）と、独立して実践できるポーズです。

　このシークエンスにおいて活動的なポーズを実践するための方法は、ポーズの各ペアにまず流れとして取りくんで、ポーズ間をそれぞれの呼吸に合わせて動くことです。そして、各ポーズで5～10回呼吸するあいだ静止して、つぎの対のポーズへ移ります。ポーズと流れのあいだでは、かならず2～3呼吸休みます。こんどは心・体・魂への動きの効果を観察します。この方法は、シークエンスの癒しパワーを最大限に引き出します。最後の緩やかな3ポーズでは、5～10呼吸、あるいはそれ以上長く静止してもかまいません。そのポーズでは取り組むというよりも、休息をとりましょう。それぞれのポーズで、体と呼吸に長くとどまっていた緊張をほぐしてください。

　各ポーズには、感覚（何を意識して何を感じるか）と同様、行動（何をするか）のためのアドバ

イスが含まれています。その行動アドバイスは、動きの安全性を確実にするのに役立ちます。どのポーズも、出来る範囲でしたがってください。そうして、ポーズの経験（心地よく感じるか？　痛みは？　ポーズを楽しんでいるか？）を、正しいポーズを作っているかどうかの判断材料にしてください。感覚と呼吸が、ポーズの安全性と癒し効果についての最適な評価を教えてくれるでしょう。

もし、強い不快感を経験した場合、それはポーズが自分にとって（少なくとも現時点では）適さないことを示す明らかなしるしです。そうなったら、ポーズを修正して、呼吸と他の望ましい感覚に意識を向けられるだけ、十分心地よく感じるようにします。それでも、そのポーズをとると、痛みや緊張の感覚を強く感じるならば、そのポーズをやめて休憩し、別のシークエンスを試しましょう。

シークエンスは示された順序通り、または必要に応じて短いエクササイズを作っておこなうことができます。第8章では、個人的なエクササイズの考案についてのアドバイスと並んで、個別エクササイズの見本を紹介しています。

各シークエンスでは、椅子を支えに利用した修正バージョンも示しています。これも基本のシークエンス同様の恩恵を得ることができ、関節にやさしくて、バランスや筋肉のサポートを提供するエクササイズを探している人には、もっと楽しめるかもしれません。また、このバージョンは、マットを広げたり床にすわったりするのが難しい場所にヨーガを持ち込むための、素晴らしい方法だと、おわかりいただけるでしょう。簡単な椅子のヨーガポーズはオフィスや待合室、あるいは空港で、素晴らしい休息となりえます。奇異の目で見られても無視しましょう。即興のヨーガセッションによって得られるものは、公衆の場でヨーガの見本となるだけの価値があるのです！

必要なもの

ヨーガマット（すべるのを防ぐので「ステッキーマット」とも呼ばれる）は助けになりますが、絶対必要ではありません。体が支えられていると感じるかぎり、別のタイプの運動用マットを使ったり、硬い床やカーペットの上でヨーガをおこなってもかまいません。床のポーズではマットやタオル、ブランケットを使うと、より快適におこなえるでしょう。椅子を利用したバージョンでは、椅子が必要でしょう。ヨーガエクササイズ専用のヨーガマットや敷物、クッションの購入を希望される場合は、巻末に載せた情報源を参考にしてください。

不要なもの

できるならば、裸足でおこないます。心地よさや呼吸の妨げになりそうな宝石類や時計、体を締め付ける衣服などは外します。また、常に鏡のまえで実践するのもおすすめしません。視覚的な確認は、初めてのポーズを学ぶときには役に立ちますが、鏡は身体の経験から自己批判や意識をそらせるのです。　鏡の中の自分がどう見えるかを評価するのにエネルギーを費やすよりも、ポーズを内側から完全に感じる方がよいのです。

太陽呼吸
―― 山のポーズと太陽のポーズ ――

これらのポーズは自分の呼吸とエネルギーの流れを自分自身と結びつけてくれます。

始まり：山のポーズ

息を吸いながら：太陽のポーズ

息を吐きながら：山のポーズ

山のポーズ

山のポーズは、痛みのない姿勢を探求し、落ち着いた自信をつける機会です。

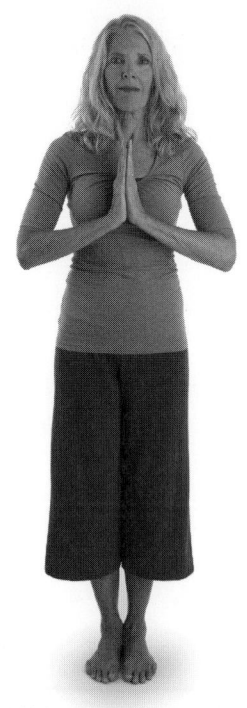

おこなう：両足を揃えて、あるいは腰幅に開いて立ちます。立つ感覚を探求し、もっとも快適な姿勢を見つけてください。安定し、バランスがとれていると感じたら、両手を胸のまえで合わせましょう。両目は閉じるか、手を見つめます。

感じる：両足の接地感、体の対称性、両手が触れている胸の呼吸の動き。

太陽のポーズ

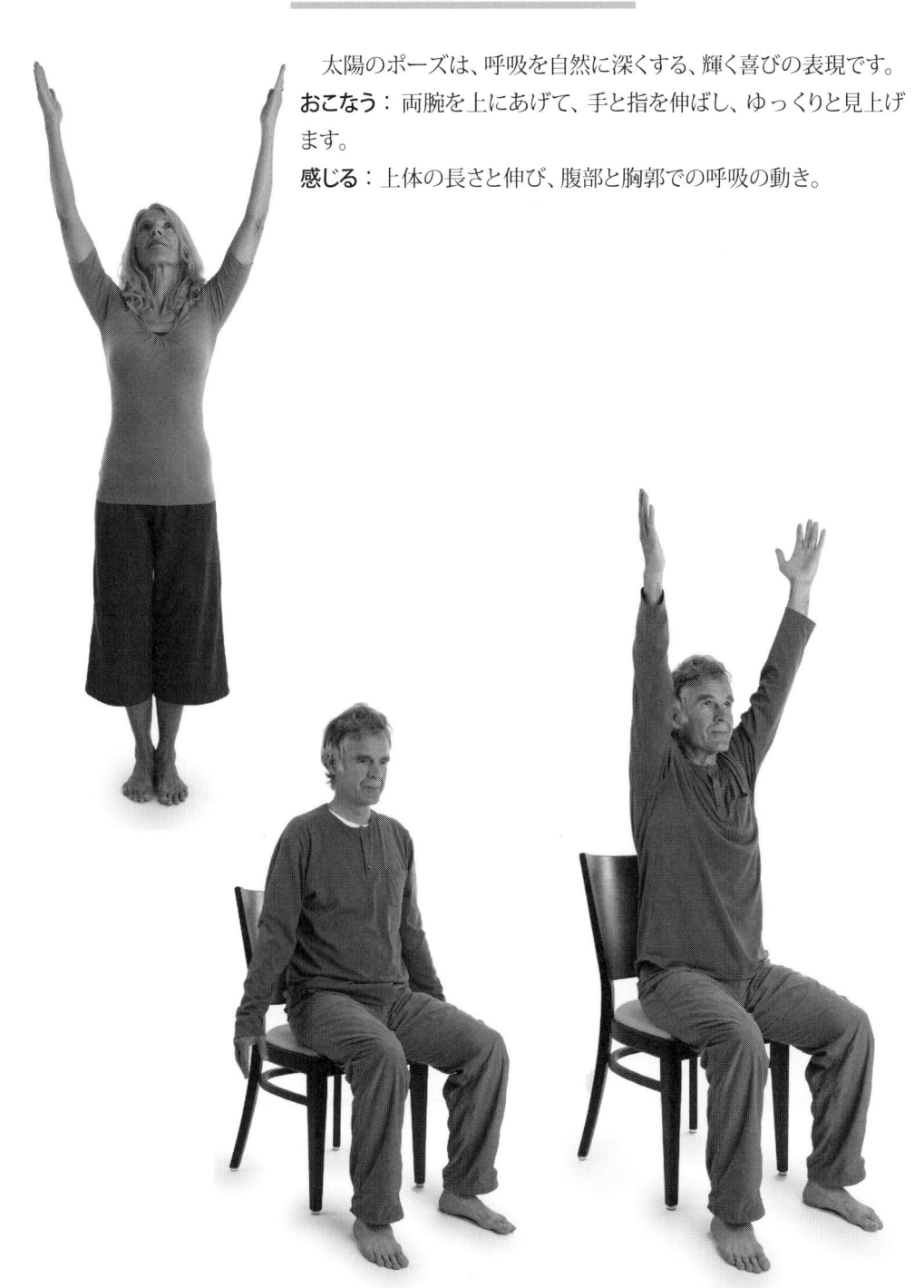

　太陽のポーズは、呼吸を自然に深くする、輝く喜びの表現です。
おこなう：両腕を上にあげて、手と指を伸ばし、ゆっくりと見上げます。
感じる：上体の長さと伸び、腹部と胸郭での呼吸の動き。

戦士のポーズ
―― 平和な戦士のポーズと勇敢な戦士のポーズ ――

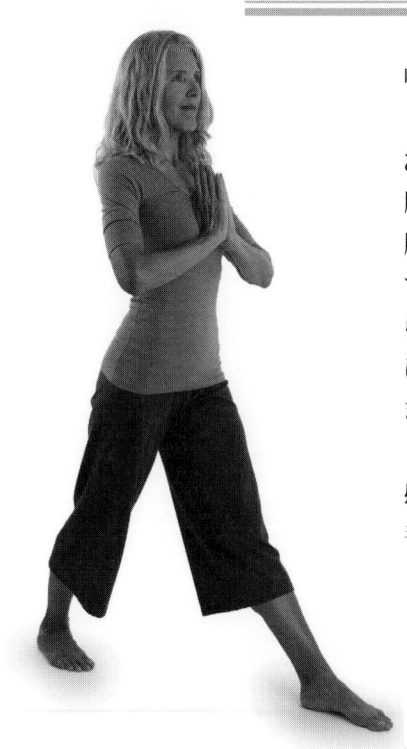

戦士のポーズは体力を強化する一方、自身が内面の強さと平和に結びつくのを助けます。

始まり：　　平和な戦士のポーズ

息を吸いながら：　勇敢な戦士のポーズ

息を吐きながら：　平和な戦士のポーズ

平和な戦士のポーズ

平和な戦士のポーズは、何かしたり変えたりせずに、呼吸と感覚の中でリラックスする機会です。

おこなう：片脚をまえに出して立ち、心地よい程度に、両脚を前後に大きくひらきます（勇敢な戦士）。前に出した脚の膝を曲げてみてください。曲げた膝はかかとの真上で止めて、つま先よりまえにでないようにします。そうしたら、もとの姿勢にもどって、両脚はまっすぐに、両手は胸に当てリラックスしましょう。両目は閉じるか、手を見つめます。

感じる：両脚の強さと安定感、顔のリラクゼーション、両手が触れている胸の呼吸の動き。

勇敢な戦士のポーズ

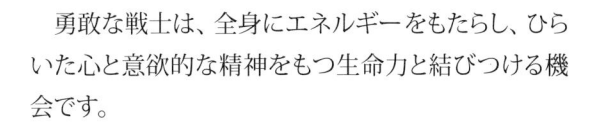

　勇敢な戦士は、全身にエネルギーをもたらし、ひらいた心と意欲的な精神をもつ生命力と結びつける機会です。

おこなう：まえに出した膝を曲げて、両腕を頭上にあげたまま、肩と首をリラックスさせます。ゆっくりと見上げます。腕と手をのばしながら、足から地球に根を下ろすような気持ちで体を地面に近づけます。

感じる：　強く安定した両脚への意識、腹部・肋骨・胸の呼吸の動き、エネルギーで輝く全身の感覚。

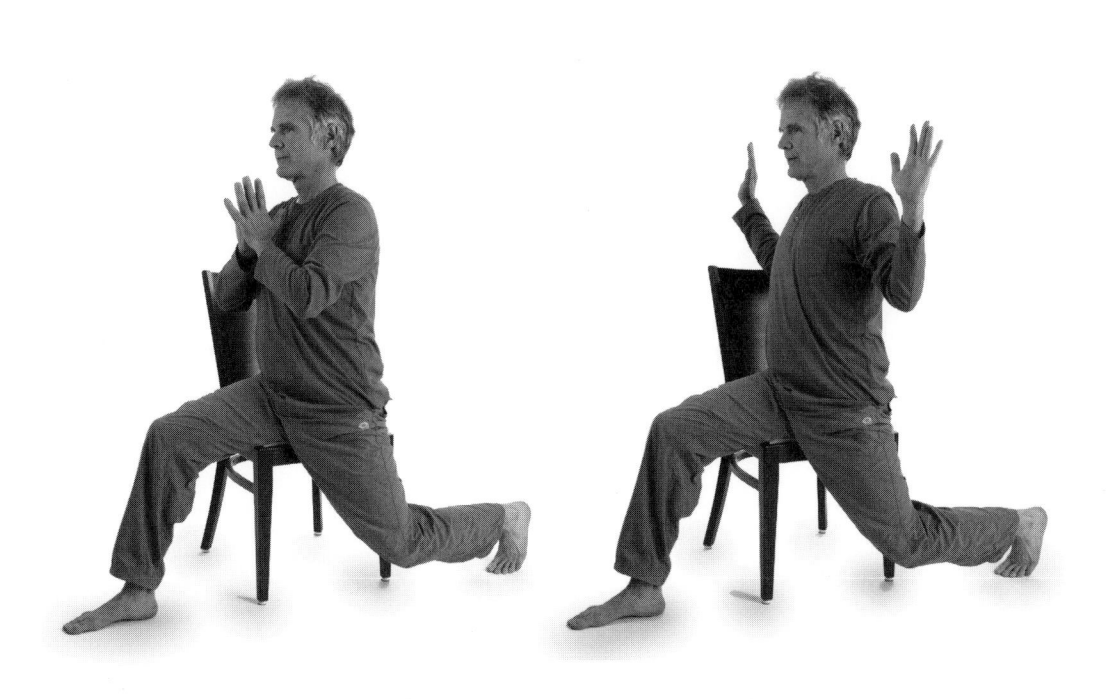

強さと降伏
力強いポーズ（椅子のポーズ）と前屈

　このシークエンスは体力を強化し、全身をのばして、まったく異なる2つの方法、集中と手放しを探求していきます。

始まり：山のポーズ

息を吸いながら：力強いポーズ（椅子のポーズ）

息を吐きながら：前屈

任意ステップ：　各サイクルのあと山のポーズにもどり、1呼吸休みます。

力強いポーズ（椅子のポーズ）

　力強いポーズは下半身と体幹を強化し、困難な状況で心の平和と安定を実践する機会を与えます。

おこなう：　両膝を曲げて、腰を落とし、上体をまえに傾けます。両腕を上へあげて、背骨はできるだけ真っ直ぐに保ちます。呼吸を忘れずにしましょう。

感じる：　このポーズは維持するのがかなり難しく、努力を要するので、その感覚を意識します。努力と力強さの感覚が、痛みと疲労の感覚とどう異なるかについて、関心を持ってみてください。このポーズを、ひどい不快感を感じずに、力強く集中して維持できるでしょうか。

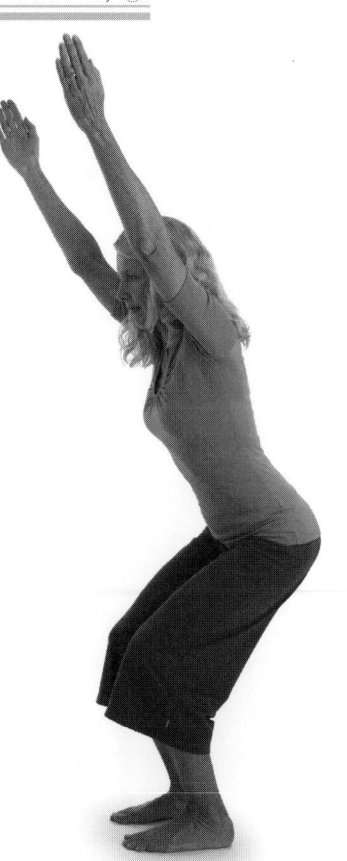

前屈

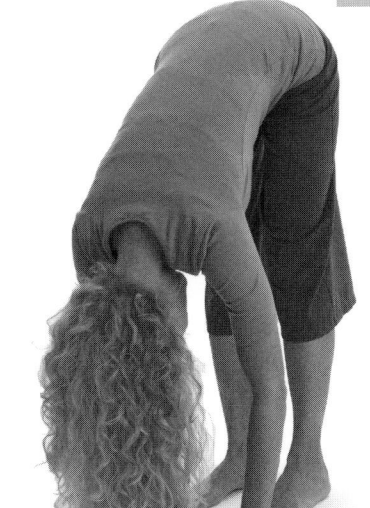

　前屈をおこなうと、腕、肩、首、背中、腰、脚の緊張がほぐれ、肉体的あるいは精神的に不要なストレスを解放する機会を与えてくれます。

おこなう：　膝を少し曲げて、上体を腰からまえに倒します。背中と上体の力を抜き、ポーズを重力にまかせて維持します。心地よく感じられるかぎり、どれだけ長くつづけてもかまいません。

感じる：　背中、腰、脚ののびた感覚と、上体の力の抜けた重さの感覚。のびた感覚は痛みとどう異なりますか。その感覚でリラックスでき、手放し状態で何もせずに、そのポーズを維持できるでしょうか。

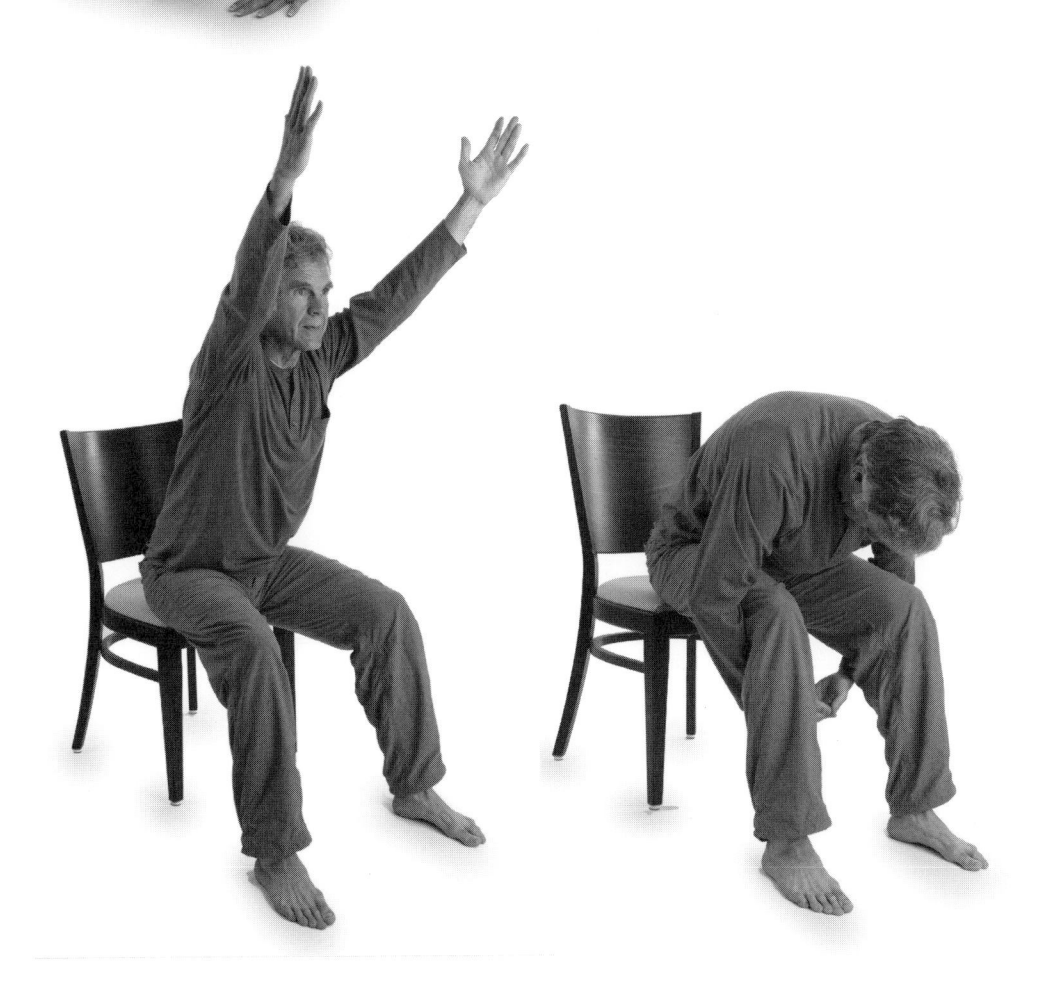

感謝のお辞儀
―― 下を向いた犬のポーズと子どものポーズ ――

　このシークエンスは、ヨーガにおける最高の全身ストレッチのポーズから2つを選び、それらをつないで、各呼吸と各瞬間への敬意と感謝をあらわしたものです。

　この流れには、ポーズからポーズへの移行を遅くする、新しい呼吸パターンをもちいます。2つのポーズ間の移行は、常に息を吸いながらおこない、各ポーズで息を1回はきながら維持します。

息を吸いながら：　両手と両膝をついて始めます。

息を吐きながら：　つぎのポーズに移ります（下を向いた犬のポーズ、あるいは子どものポーズ）。

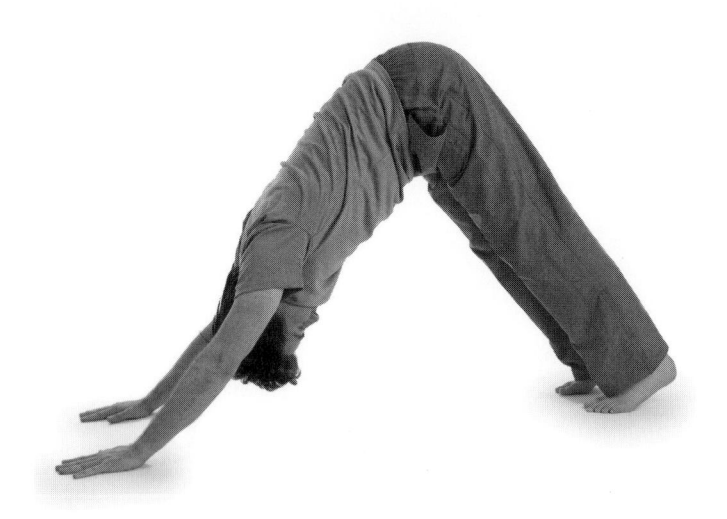

下を向いた犬のポーズ

　下を向いた犬のポーズは、脚、腰、胸、背中の緊張を解き放ち、下半身の体力を築きます。

おこなう：　四つんばいの状態から、両膝をあげて、腰を上へあげ始めます。両手で床を押して、肩を引き、腰を後方へあげます。ゆっくりと両足をのばして、ストレッチを強めます。膝は、曲げたほうが心地よければ、曲げたままにします。

感じる：　手と地面のつながりと、上半身の力強い感じ。足と地面のつながりと、下半身がのびる感じ。呼吸が鼻、口、のどを出入りする流れ。

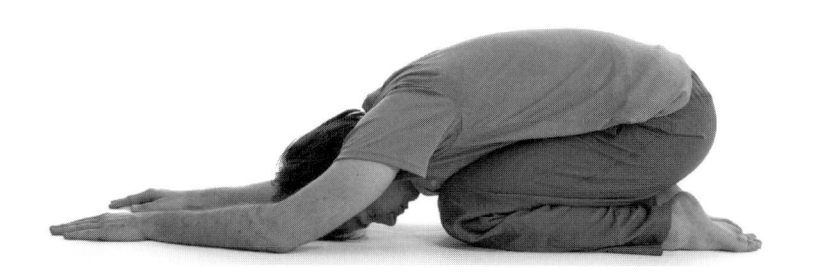

子どものポーズ

　子どものポーズは、腰、背中、肩、胸の緊張を解き放ち、いまこの瞬間への信頼と感謝を全身であらわしています。

おこなう：　両膝をつき、臀部を引いてかかとにつけ、腹部を大腿にのせて、腕と頭を地面にあずけます。臀部がかかとにつかない、あるいはこのポーズを維持すると膝に不快さを感じる場合、枕またはブランケットを臀部とかかとのあいだにはさみます。

感じる：　腹部と背中での呼吸の動きと、心の中での感謝の念。

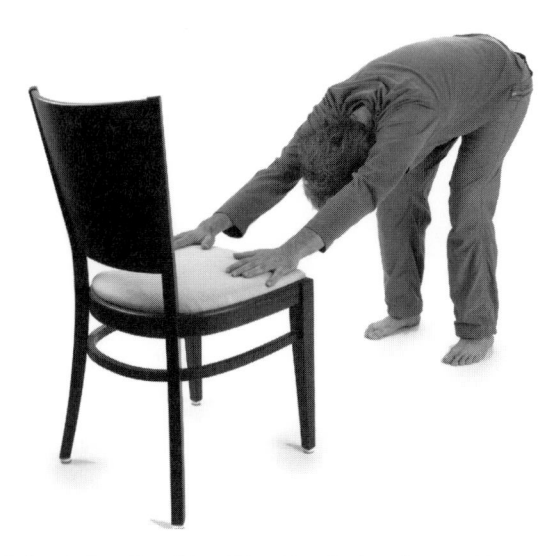

下を向いた犬のポーズと子どものポーズを組み合わせた椅子のポーズ

起き上がるコブラ
―― コブラのポーズと休むコブラのポーズ ――

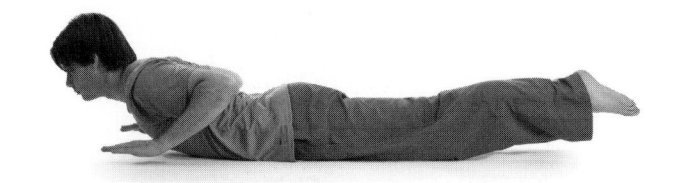

　このシークエンスは、体の背面を強く鍛え、努力と気楽さのバランスを維持する方法を教えてくれます。

始まり：　腹ばいになる。

息を吸いながら：　コブラのポーズ

息を吐きながら：　休むコブラのポーズ

コブラのポーズ

　このポーズは背中と脚を鍛え、逆境を乗り越える能力を養います。

おこなう：　両腕を体の横におきます。腕は曲げて手を胸に寄せてもよいし、のばしたまま腰の脇に寄せてもかまいません。息を吸いながら頭、肩、胸、脚をあげます。心地よい呼吸がつづくかぎり、高い位置にあげます。ポーズをとっているあいだは最大努力の50〜60％にとどめ、ポーズの高さが呼吸に合わせて少し上下するのは、自然にまかせましょう。

感じる：背面部の強さ、息を吸うときの胸の開き、呼吸に合わせてかすかに上下する上半身の動き。

休むコブラのポーズ

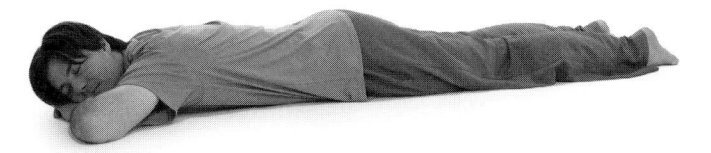

このポーズは、努力がもはや必要なくなったときに、休息して身を任せる練習です。

おこなう： 腹ばいになって力を抜きます。腕と頭を心地よく休める位置におきます。

感じる： 体の下にある地面の支えと、腹部と背中での呼吸の動き。

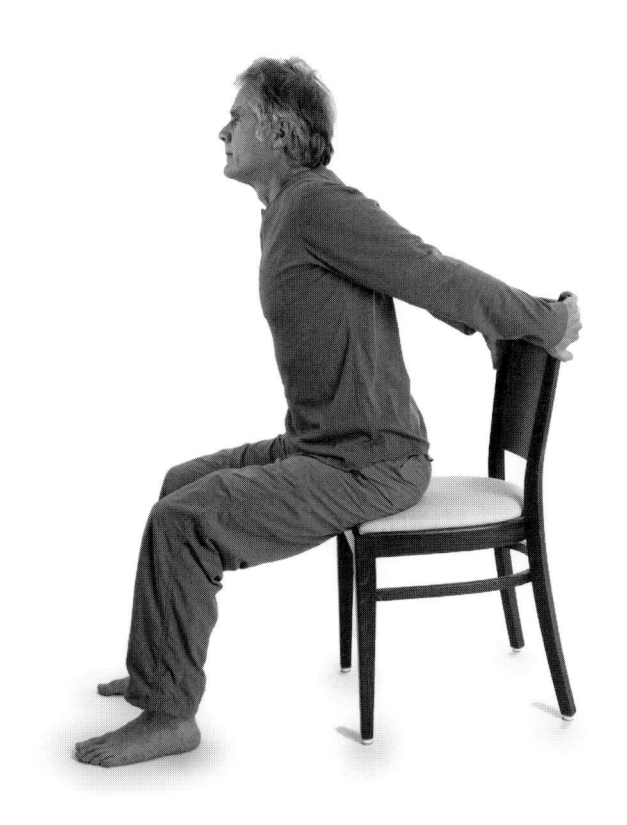

起き上がるコブラと休むコブラの恩恵を組み合わせた、椅子のコブラ

跳ね橋
——— 橋のポーズと膝を胸に引き寄せるポーズ ———

跳ね橋は全身を鍛え、のばします。

始まり：　仰向けになり、両脚を曲げ、両膝と両足を腰の幅にひらいて、足の裏を地面につけます。

息を吸いながら：　橋のポーズ

息を吐きながら：　膝を胸に引き寄せるポーズ

橋のポーズ

橋のポーズは脚、腰、体幹を強くし、肩と胸の緊張を解放します。

おこなう：　1度のなめらかな動きで、まず両腕を天井に向けてあげ、そのまま床にさげ、かかとで床を押しながら腰と背中下部を地面から離します。膝は足の真上に来るようにして、外側に開いたり内側に絞ったりしないようにしましょう。

感じる：　足と地面とのつながり、脚の強さ、腹部・胸郭・胸での呼吸の動き。

膝を胸に引き寄せるポーズ

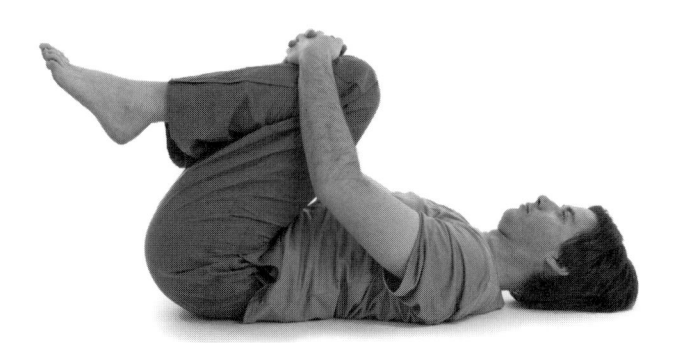

膝を胸に引き寄せるポーズは、腰と背中の緊張を解放します。

おこなう： 両膝を抱えて腹部と胸に引き寄せます。頭部と肩は力を抜いて、ゆったりさせましょう。

感じる： 体の下の地面の支えと、呼吸するときの脚に対する腹部の動き。

甘い夢
ゆりかごのポーズ、休息のねじり、半月のポーズ

　このシークエンスは、体を倒した3つのポーズから成ります。体にとっての子守唄であり、最後のリラクゼーションのポーズへと完璧に移行できます。どのポーズも体の両側でおこなってからつぎのポーズへ移ることもできるし、3ポーズ全部を体の片側でおこなってから、もう片側で3ポーズを最初からおこなってもかまいません。このシークエンスはゆったりとした流れとしておこなうと、もっとも効果的です。各ポーズで静止したまま最低5〜10呼吸してから、つぎのポーズに移りましょう。

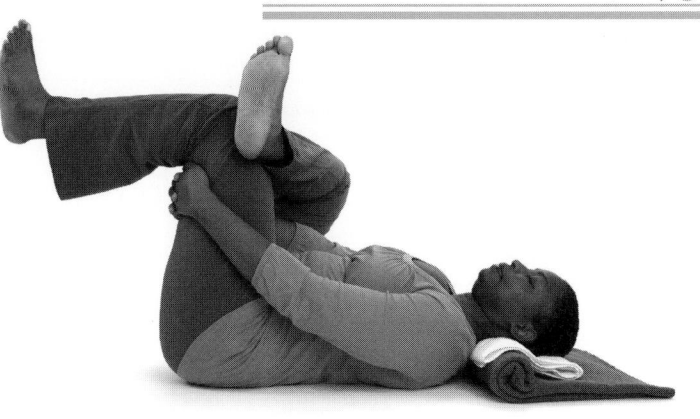

ゆりかごのポーズ

　ゆりかごのポーズは臀部、そけい部、背中の緊張を解放します。

おこなう： 片方の足首をもう片方の脚の膝近くにおきます。下になった脚を腹部に寄せて、大腿部の裏、またはすねのうえで両手を組みます。頭部と肩は力を抜いて、リラックスさせましょう。

感じる： 臀部外側と大腿部内側がのびる感覚、床のうえで休む肩と頭部の重み、呼吸とともに上下する腹部の動き。

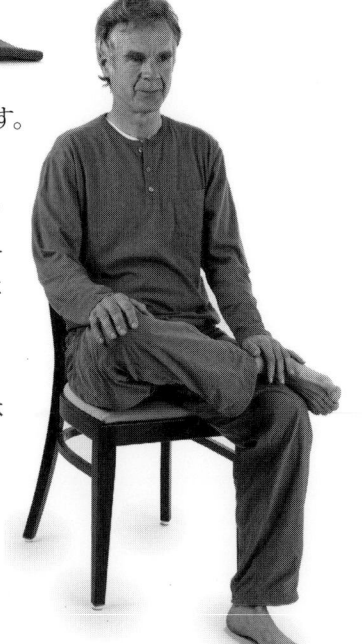

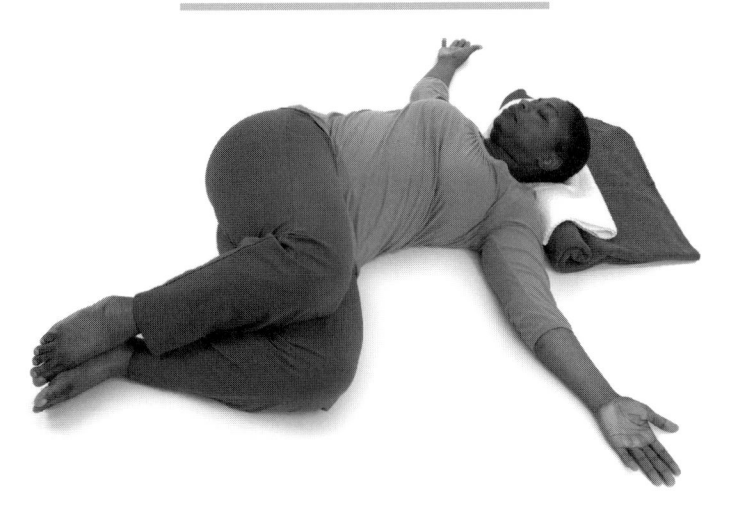

休息のねじり

休息のねじりは、腹部、胸、肩、脊椎、臀部の緊張を解き放ち、自然に呼吸が深まります。

おこなう： 始めに両膝を腹部の上にもってきて、両脚を同じ方向へおろします。両腕はそれぞれ外側にのばします。脚や肩、腕が自然に床に着かなくても、無理に押し付けてはいけません。力を抜き、重力にまかせてポーズを維持します。下に着かない体の部位があれば、いつでもブランケットや枕を敷いてかまいません。

感じる： ポーズを安定させる重力感、体の下にある地面の支え、息を吸ったときの内側から腹部と胸の伸び。

半月のポーズ

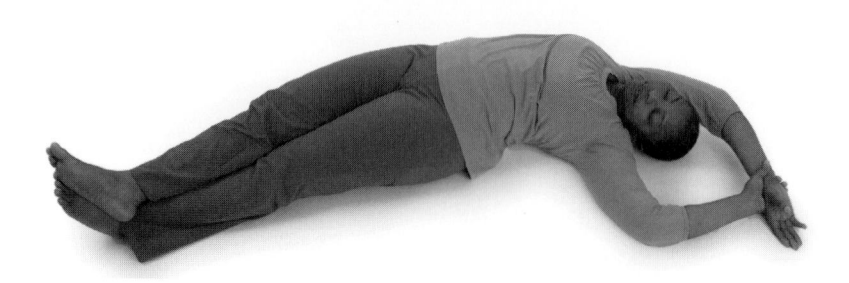

半月のポーズは体の側面全体の緊張を開放し、より少なくおこなってより多く受けとることを練習する機会です。

おこなう： まず仰向けになります。大腿部と臀部の外側がのびるのを感じるまで、両足のかかとを片側に歩くように移動させてください。片方の足首をもう片方に重ねます。両ひじで肩を押しあげて、かかとと同じ方向に動かします。腕は頭の上方にのばして床にあずけ、ゆっくりとのばしましょう。足、臀部、肩、腕は床につけたたままです。

感じる： 脚・臀部・腰・胸・肩の側面がのびる感覚、かかと・臀部・肩・頭・手から地面へのつながり、息を吸ったときの腹部と胸の内側からの伸び。

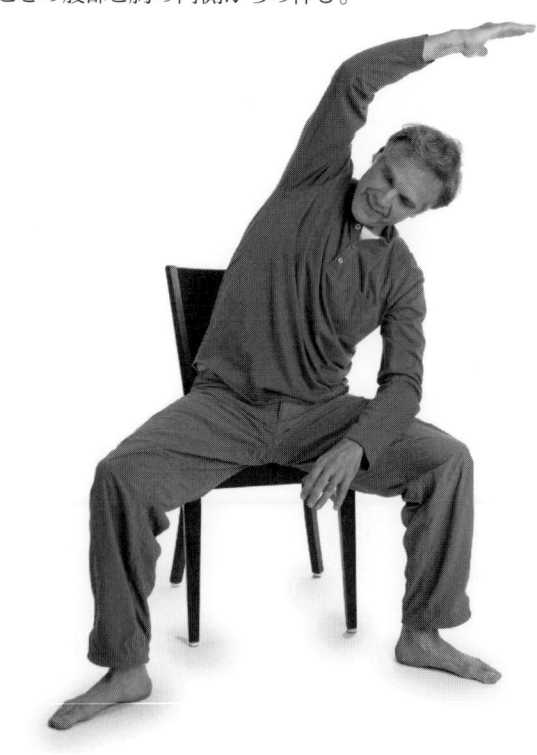

リラクゼーションのポーズ

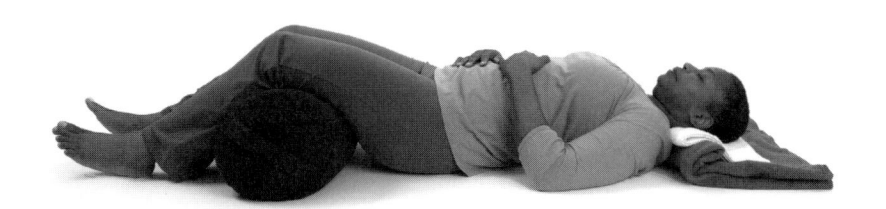

　動きのエクササイズはかならずリラクゼーションで終わります。ヨーガの動きセッションを終わらせる伝統的な方法では、仰向けに横たわってリラクゼーションのポーズになり、目を閉じて、そのまま5〜15分間休みます。それが快適な姿勢でない場合、第6章に示した別のリラクゼーションのポーズと方法を参考にしてください。

> **捨てるもののチェックリスト：各ポーズで不必要な緊張をチェックする箇所**
>
> 　それぞれの活動的なヨーガのポーズでは、努力（鍛えようとする意図的な緊張）と、弛緩（ポーズの直接の支えに結びつかない緊張の除去）との、バランスがとれた状態であるべきです。各ポーズをとりながら、不必要な緊張がないか、体をスキャンしてください。ヨーガのポーズや日常生活において、人びとが習慣的に不必要な力をもっとも入れやすい箇所のリストを、下に挙げました。どのポーズでも、体のどこが緊張しているか、リストでチェックしましょう。どこかが緊張しているならば、ポーズを維持したまま、その部分をリラックスさせられますか。チェックしてみましょう。
>
> - あご／口
> - 額／目
> - 首
> - 肩／背中上部
> - 背中下部／背中中央部
> - 腹部
> - 臀部
> - 指／手
>
> 　ヨーガエクササイズをしながら、定期的にこのような体スキャンをおこなっていると、生活においても、無意識の緊張が少なくなっていることに気づくでしょう。

まとめ

　本章のポーズを一度探求し終われば、すでに学んだことをまとめることが可能です。呼吸法と、体と仲良くなる方法で学んだエクササイズと、動きを統合するアイデアの例を、いくつか下に挙げます。

- 第3章のストレッチにおける、一連の自然呼吸法（p.3）は、どの動きエクササイズを始めるのにも、完璧な方法です。体の準備と精神集中に利用しましょう。
- 体の声を聴く（p.61）ことで、動きのエクササイズをうながします。意識呼吸の実践（p.26）を2、3分間おこなってから、自分の体にこうたずねてください。「今日はどのポーズあるいはストレッチが必要だろうか」。内なる知恵にみちびかれるままに、具体的な一連のポーズをおこないましょう。
- どの動きやポーズでも意識呼吸をおこないます。そうすると、すべての動きが癒しの瞑想となり、すべてのポーズがもっと安全に、いっそう心地よいものになるでしょう。
- 動きエクササイズの恩恵を確実なものにするためには、最後にリラクゼーションのポーズで休み、体での呼吸（p.61）をおこないます。
- 動きのセッション後のリラクゼーションのポーズは、痛みを和らげる呼吸法を実践できるすばらしい時間です。力が抜けているので、比較的簡単に学ぶことができるのです。リラックスした状態で定期的におこなえば、自信もついて、痛みがあるときに利用する意欲もわくでしょう。
- 柔軟性や力を試されるようなポーズがありましたか。それらは、飛ばして先に進んだり、急いですませたくなったり、歯を食いしばったり、やっとのことで耐えておこなっているポーズでしょう。そうではなく、体と仲良くなる態度で、そういったポーズを体へのプレゼントとしてみなしませんか。体に無理やりポーズを作らせるのではなく、体がポーズを受け入れるようにしませんか。柔らかい態度で取りくめば、それらのポーズがどれほど好きになり、どれほど前向きな変化を体に生じさせることができるか、驚くことでしょう。

Chapter
6

リラクゼーション
Relaxation

　以前、こう言った生徒がいました。「『肩の力を抜きましょう』と言われたときは、肩の力を抜く必要があると自分でも思います。けれども、どのようにすれば肩の力が抜けるのか、見当もつかないのです」
　おそらく、理解していただけることでしょう。力を抜くこと（リラクゼーション）は、実際にやってみるまで世界で1番易しいことのように思えるのに、突然、不可能なことになるのです。力を抜くように命じても、心と体はあまりにも多くの面で非協力的です。とめどなく巡る考えから力を抜こうとしない筋肉まで、幸福感を感じさせるはずのものがストレスとなってしまうのです。痛みで苦しいときは、横になって目を閉じることは、まさに恐ろしい思いをすることになります。何故なら痛みしか感じられず、痛みのことしか考えられなくなっているからです。
　リラクゼーションについてのこの記述を読んで、つぎの章へ飛んだ方が良さそうだと思われたのなら、ちょっと待ってください。心身の完全なリラクゼーションは可能であり、確かに、約束通り幸福感を感じさせてくれます。実際、慢性的なストレスと痛みの両方にとって理想的な治療法なのです。本章では、意識的リラクゼーションとリストラティブヨーガという2つのヨーガリラクゼー

ション技術をもちいて力を抜く方法を、段階を追って説明します。

リラクゼーションがどのようにして痛みを和らげるのか

　慢性頭痛に悩む人びとがリラクゼーションを習得すると、痛みが和らぎ、生活の質が向上することは証明されています（2008年、D'Souza、他）。その他、背中の痛み（2006年、van Tulder、Koes、Malmivaara）、線維筋痛（2008年、Menzies、Kim）、変形性関節症（2007年、Morone、Greco）、顎関節症（2007年、Riley、他）、過敏性腸症候群（2002年、Keefer、Blanchard）など多くの種類の痛みにも有効であることは示されています。

　リラクゼーションがそれほど慢性疼痛に役立つのはなぜでしょうか。まず始めに、リラクゼーションには、即席の癒し効果があります。ストレス反応を消して、体のエネルギーを成長、修復、免疫機能、消化、その他の自己回復プロセスへと向けるのです。医師のハーバート・ベンソンは、この癒し機能を「リラクセーション反応」と名付けました（1975年、Benson）。

　リラクゼーションは、また、長期にわたっておこなうと、心と体を汚れのない白紙の状態にします。リラクゼーション反応は、痛みの一因であり、癒しの習慣の基盤にもなる心身のサンスカーラを明らかにします。リラクゼーションのエクササイズを一貫しておこないつづけると、慢性的な緊急事態ではなく、安心しながら休むことを、心と体に教えることができます。心身に安心感を持てると、心の奥部にある喜びと平和を経験する方向へ誘導することが容易になります。

痛みを感じながらリラックスする

　痛みを感じているときでも、リラックスできるでしょうか。できるのです。ただできるというだけでなく、痛みの悪化に気づいた場合の第1対策の1つにした方がよいでしょう。痛みのあるときは、たとえ痛みのないときのリラクゼーションほど幸福感を感じられる経験でないとしても、まさにリラクゼーションのエクササイズを試すときです。その姿勢が痛みを悪化させない限り、リラクゼーションからの恩恵を受けてください。リラクゼーションは、痛みをコントロールする大いなる感覚や、痛みを操る勇気が与えられるなど、不可思議なかたちで効果を発揮します。

　リラクゼーションは、また、肉体的痛みの感覚と全力の緊急反応とを切り離す心と体の訓練にもなります。だから、リラクゼーションが、たとえ痛みを完全に消し去ることはできないとしても、痛みを和らげるのに役立つのです。肉体的な痛みがあってもリラックスすると、さまざまな痛みと苦悩とを結びつけている神経系中の結び目を、解くことができるのです。慢性疼痛を抱えるほとんどの人が、痛みが自動的にストレス反応を刺激し、ストレスが自動的に痛みをさらに悪化させることに気づいています。体の痛みとストレスを結びつける結び目が解けると、この悪循環を断つことができます。心と体は、人生の困難により微妙に反応することを学びます。痛みがあっても、リラックスできるようになれば、ストレスと痛みは、もはや、困難な瞬間に遭遇するたびに起こる心身の自動反応ではなくなるでしょう。

ミーガンのケース：安心感を得る

　大学で経済学と哲学を専攻しているミーガンは、過敏性腸症候群（IBS）のせいで、講義についていくのに必死でした。頻繁に起きるのに予測できない腹痛や下痢の発作に、苦しんでいたのです。発作はつねに腹痛で始まり、気分が悪くなるという不安に襲われ、さらに重い状態が1時間以上つづくのでした。症状が出ているあいだは講義を休み、おさまるまではほとんど何もできませんでした。

　IBSの発作がストレスと結びついていることは、ミーガンにはわかっていました。試験の日に体調を崩すことが多く、体調が悪すぎて寮から出られずに、試験を受けられないことも何度かありました。また、腹部に最初の痛みを感じたときのパニックが症状を悪化させ、本格的な症状の悪循環を引き起こす可能性もあることにも気づいていました。何よりも、ミーガンは、プライバシーの欠如について大きな不安を感じていました。なぜなら寮の小さな部屋にルームメイトと2人で住み、浴室トイレは同一階の全員で共有していたので、独りになる時間がほとんどなかったのです。ですからミーガンの体調が悪くなると、自分を管理する感覚がより弱くなり、症状に対してもより脆弱に感じていたのです。

　寮監にすすめられて、ミーガンはストレス軽減を目的としたグループヨーガ教室に参加することにしました。その教室で気に入った部分がリラクゼーションでした。リラクゼーションはミーガンが安心してこもっていられる空間をつくり、おこなったあとはいつも気分が良くなりました。

　ミーガンはとくに気分が悪くなると、寮の部屋のベッドでリラクゼーションを実践するようになりました。その方法は、結果としてIBSの根本的な解決につながりました。痛みの最初の合図でリラクゼーションをおこなうことができると、腹部の不快さを我慢できる程度には気分が改善されました。ミーガンは、その感覚を、何か深刻な事態が起きている兆候ではなく、緊張なのだとイメージしました。意識的なリラクゼーションで体の他の部分の力を抜いてから、呼吸が腹部の緊張を解いているとイメージしました。ミーガンはリラクゼーションのポーズで休みながら、「わたしは安全だ」という言葉を繰り返しました。リラクゼーションのポーズは心を休め、症状を拡大解釈して大惨事のごとく錯覚することを避けるのに役立ちます。

　このプロセスは、本格的な攻撃を何度も防いでくれました。症状が短くなり、その破壊力も弱くなるにしたがって、予測不能な消化管に翻弄されるように感じることも少なくなりました。そうなって初めて、ミーガンはIBSが自分のストレスにどれほど影響していたか、少なくともストレスのIBSに対する影響と同じように影響していたことに気がつきました。

　痛みがストレスに関係している場合、あるいは痛みのシグナルを拡大解釈する傾向がある場合は、リラクゼーションが症状を防いだり和らげたりするための素晴らしい手段となりえます。ミーガンが気づいたように、すべての不快感がかならずしも痛みの主症状につながるとはかぎらないことに気がつくでしょう。リラクゼーションは、心と体に自分は安全だと知らせる方法になりうるのです。

実践編

意識的なリラクゼーション

1度に1つの体の領域を対象にして、意識的に緊張させたり力を抜いたりします。領域と領域のあいだでは休みます。

実践：
- 横たわる、あるいは、その体勢が快適でなければほかの快適な姿勢になる。
- 体のストレスと緊張を解放する。
- ストレスを受けていたり痛みの症状が出ているとき、意識を安心感・コントロール感・心地よさに向ける。
- 眠るまえのベッドで、痛みやストレスと関連する不眠症を克服するのを助ける。

全身でおこなうと5〜10分間ほどかかります。

リラクゼーションで、ちょっとした実験をしてみましょう。両肩をできるだけ高く、耳の近くまであげます。きつく絞ってください。そうしたら力を抜き、両肩を落とします。もういちど、こんどは呼吸も一緒におこないましょう。息を吸いながら、両肩をできるだけ高くあげ、口から息をはきながら肩を落とします。もういちど、こんどは努力と緊張を半分だけ使って、肩を限界の半分まであげます。もういちど、さらに少ない努力を使い、肩を少しだけあげます。息をはくときは、完全にはき切ってください。

つぎの段階では目を閉じる必要があります。同じプロセスを繰り返しますが、想像の中だけでおこないます。両目を閉じて、息を吸いながら両肩をできるだけ高く、耳の近くまで上げ、はきながら落とすと想像しましょう。緊張とリラクゼーションを交互に想像しながら、2、3回繰り返してください。全力での実践を想像して、つぎに半分の力での実践を想像します。それから肩を休ませて、呼吸を意識しましょう。両目を閉じて、2〜3分どう感じるかだけに意識を向けてください。

さて、どうでしたか。故意に肩を緊張させることができましたか。できた人は、リラックスする方法を学ぶ重要な第1歩を踏み出したことになります。意識的な緊張というと誤った方向に進むように思えるかもしれませんが、実はリラクゼーションのために体と心をプログラムし直すのを助けるのです。

その理由はつぎの通りです。体の緊張の大部分は、無意識かつ意図しないものです。それが、慢性疼痛が体に忍び寄るときの一方通行路となります。つまり、無意識に緊張する習慣が気づかずに続き、突然緊張が痛みに変身するのです。問題は、意識されていない緊張や、意図せずに力が入っている場合、その力は抜くことができないということなのです。

意識的なリラクゼーションのヨーガエクササイズは、無意識の行為よりも意図した行為の方が

容易にやめることができる、という原理にしたがっています。意識的なリラクゼーションをおこなうあいだ、体の異なる領域を意識して緊張させ、そのあと力を抜きましょう。リラクゼーションの実験で肩を使っておこなったのと同様に、大きな動きで始めて、だんだん緊張と解放を小さくしていきます。想像力のみ使う方法をもちいると、深いレベルで心身を再教育することができます。イメージは無意識の緊張にも影響をおよぼし、意志の力では制御できない緊張を解くことができるのです。

　意識的なリラクゼーションを定期的におこなっていると、時間がたつにつれ、完全なリラクゼーション反応による癒し状態へと簡単にはいれることがわかるでしょう。また、いつ、体のどの部分に緊張があるか容易に気づくようになるでしょう。この気づきと意識的リラクゼーションの技術で自由に緊張を取りのぞけるようになるのです。

始める

　意識的なリラクゼーションは、心地よく感じられれば椅子に腰掛けても、立っても、横になっても、どんな姿勢でおこなってもかまいません。

　比較的意識的なコントロールが効く体の領域から始めます。それはおそらく慢性的に緊張したり、痛みを経験している部分ではないでしょう。そういった領域には、別の箇所でのリラクゼーションを確立させてから、はたらきかけてください。筋肉が痙攣したり、負傷したりした経験のある領域の場合は、完全な緊張のプロセスの第1段階をスキップして、小さな努力でできるものあるいは想像だけで始めるものなど、穏やかなエクササイズから始めましょう。

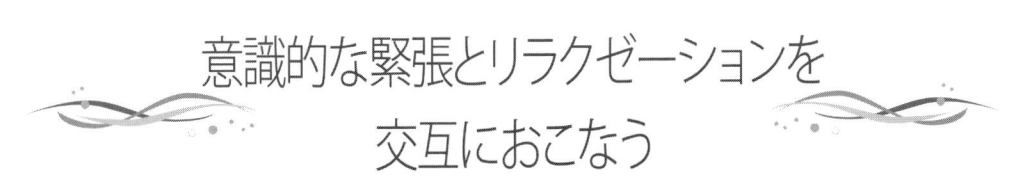

意識的な緊張とリラクゼーションを交互におこなう

体の領域については、下にあげるガイドラインにしたがってください。

- 手と手首
- 腕
- 肩と首
- 顔
- 胸
- 腹部
- 背中
- 臀部
- 脚
- 足と足首

緊張を作って、解き放つ

　体を部分的に緊張させる方法は、いく通りもあります。正確な方法でおこなっているかどうかについては心配いりません。最初の段階では、意識を向けている部分に一種の緊張を作り出します。絞ったり、上にあげたり、縮めたり、引いたり、押したり、その部分に有効なことをおこなってく

ださい。ゆるめるには、緊張を生んでいるおこないを、ただやめるだけでよいのです。その結果は、当然、リラクゼーションがおこります。それを2、3回繰り返しますが、回を追うごとに努力と緊張を徐々に減らしていきます。

　想像の段階では、両目を閉じ、実践した動作を視覚化します。緊張と解放の感覚を想像してください。緊張と解放のイメージをつづけると、最初に筋肉を実際に緊張させることがなくても、緊張の解放がつづくことがわかるでしょう。それは自然なことで、プロセスが機能しているというよい兆しです。視覚化の段階が、複雑で難しいと感じられるようであれば、省いてもかまいません。始めのうちは、緊張・解放の大きな動きにはたらきかけるほうがコントロールしやすく、簡単におこなえるでしょう。その場合、視覚化の段階をあとのセッションに付け加えてみてください。

呼吸する

　息を吸いながら緊張を作り出す方が容易なとき（たとえば肩や背中）もあり、息をはきながらの方が容易なとき（たとえば腹部や臀部）もあるでしょう。もっとも重要なことは、呼吸をそのプロセスの一部とすることです。息を吸うときにより自然に緊張するのはどの領域で、はくときに緊張するのはどの領域なのか、呼吸して実験しましょう。息を止めない限り、どのパターンであっても問題ありません。体の緊張と解放の合間には、リラックス呼吸で休むことを忘れないでください。

休息する

　体の領域と領域の合間には、2、3呼吸休んで、どのように感じているかを意識してください。意識的なリラクゼーションの効果を深めるために、意識的な緊張と解放を終えたら、「体で呼吸する（p.45）」の視覚化を体の各領域に対しておこなってください。体の各部分で息を吸ってはいていると想像し、なかなか消えなかった緊張が、呼吸によって解けていくと想像しましょう。また、休息の段階では、光または色の視覚化を利用してもかまいません。体の一部を意識的に緊張・解放させた後、目を閉じて、その部分が、癒し・なぐさめ・リラクゼーションと結びつく光または色がやわらかい輝きを発しているところを想像してください。全行程を終わる頃には、全身が光または癒しの色で輝いているところをイメージできるようになっているでしょう。

リストラティブヨーガ

　リストラティブヨーガ（回復のヨーガ）は、意識的な呼吸および瞑想と緩やかなヨーガのポーズとを組み合わせることで、癒しのリラクゼーション反応のスイッチをオンにします。つぎのページから、リストラティブヨーガのポーズを5つ学びます（単独でも連続でもおこなうことができます）。

　リストラティブヨーガのリラックス効果を大きく高めていることがいくつかあります。1つめは、どのポーズも2、3呼吸以上の長さで静止するように考案されているということです。リストラティブポーズでは、そのまま10分間あるいはそれ以上静止してもかまいません。静止することによって、体が緊張のもっとも深い層にまで影響を与えることができるのです。

　2つめに、リストラティブポーズでは体を支えるための道具（プロップ）を使います。プロップには壁や椅子、ソファ、枕、ブランケット、タオル、あるいはリストラティブヨーガ専用に考案された補助枕（ボルスター）などがあります。ポーズに適した支えを使用すると楽にそのポーズをおこなえるようになり、体は完全に力を抜くことができます。

　またもっと活動的なヨーガポーズで経験するような強いストレッチや力の感覚を感じることも望ましくありません。ストレッチと体力強化は、健康的ではあっても、体における緊張の形なのです。体にかかる一種の良質ストレスであり、ポーズがとれるよう体に求めているのです。一方、リストラティブヨーガとは、要は、ストレスと緊張を取りのぞくものです。そのままで体がとても心地よく感じさせられるプロップを利用すると、そのポーズを自分の体に適応させられるでしょう。各ポーズをとりながら、体の心地よさの質や楽な、あるいは自然な呼吸をさぐってみてください。

　最後に、これらのポーズは何もしていないように見えるかもしれませんが、それは真実ではありません。リストラティブヨーガは体を休めますが、マインド（心）に働きかけています。各ポーズの呼吸と瞑想の要素によってリストラティブヨーガは癒しの思考・感覚・感情に心を集中させる活動のプロセスなのです。

リストラティブヨーガの実践法：一般的なガイドライン

　以下のガイドラインはリストラティブヨーガが持つ潜在的な癒しの力を発見する助けとなるでしょう。

各ポーズを快適なものにする

　十分な時間をとって、そのポーズで休んでいるのが快適だと感じられるポーズを作りましょう。プロップを選んで調整する指示に、とりわけ注意してください。

　それらのポーズで新たな不快感を招いたり、すでにある痛みを悪化させないようにしてください。比較のため、座った、または横になった姿勢での通常の心地よさを感じてみてください。ポーズで体に不快感を覚える場合、心地よくするためにプロップや体を調整できないかどうか、やってみましょう。もしできなければ、別のポーズを試してください。全ポーズを実践できても、何の不思議でもありません。1つでもリラックスできるポーズを見つけられれば、リストラティブヨーガエクサ

サイズの恩恵を受けることができるのです。

　あるポーズが安定していて、可能な限り快適な感じが得られたら、そのポーズに専念します。そのまま静止してください。微かな調整や動きも、深いリラクゼーションへの導入のさまたげになります。目を閉じて、呼吸に意識を向けてください。

　ポーズを維持する時間の長さはあらかじめ決めておくのではなく、各ポーズを2、3分間維持するというゆるいガイドラインから始めてください。滋養や助けになっていると感じられる限り、時間をのばすことができ、新たな不快感や痛みが生じたら、いつでもやめることができます。ポーズをとったまま眠ってしまうことが心配ならば、アラームを10〜15分後にセットしてもよいでしょう。そうすると、時間経過や目覚めることを気にかける必要がなくなります。

忘れずに呼吸する

　リストラティブポーズでは、楽な呼吸をおこなってください。柔らかく自然な呼吸は、肉体のリラクゼーションをうながします。意識呼吸は、心のリラックスした状態を維持したり、心配事や気を外らせる事から解放された状態を保つための、素晴らしい方法です。各ポーズを作って休むときは、息を吸ってはきながらどのように感じるかを意識してください。その感覚を、ストレスをうむ考えや痛みの感覚と意識的におきかえてください。痛みの癒しを求めてリストラティブポーズをおこなっている場合は、癒しの呼吸（p.41）を実践するとよいでしょう。

精神集中を維持する

　リラクゼーション中、肉体的には何もおこなわないので、気持ちがさまようかもしれません。リストラティブヨーガの実践から十分な肉体的・感情的な恩恵を受けるために、精神集中が役に立ちます。呼吸は精神を集中する焦点となり得ますし、他の瞑想技術も同様に役立つでしょう。

　各ポーズの指示の中には、1つ以上の瞑想法が提案されています。言葉の表現やイメージを心の中に持つと、静止したポーズ中の休息に役立ちます。瞑想をもちいて精神を集中するとどのように感じるか、試してみましょう。気が散ったり負荷が大きすぎるような気がしたら、エクササイズのその部分を省いて、ただ呼吸の感覚に気持ちを向けていましょう。

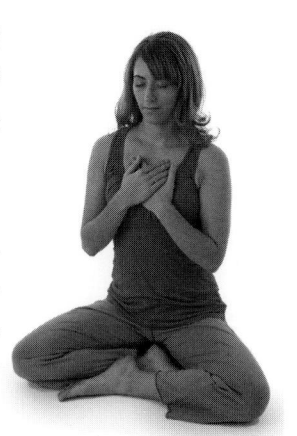

ポーズを選んでシークエンスにする

　ここに紹介するポーズの順序は、可能なシークエンスの1つの例です。ポーズを探求していくにつれて、自分の体には別のシークエンスが適していたり、短時間で複数のポーズを作るよりも1つのポーズを長くつづける方が心地よいと発見するかもしれません。また、リストラティブポーズを（第5章のポーズを利用して）活動的ヨーガセッションに組み込んでもかまいません。リストラティブポーズを完全なヨーガエクササイズに組み込む方法については、第8章で示すエクササイズを参考にしてください。

　それぞれのポーズを試しながら、くつろいでいられるものを探してください。どのポーズがもっとも安定していて、心地よく、安心する感じを得られるでしょうか。この心地よく感じられるヨーガが、困難なときのための治療的ヨーガエクササイズの一部、つまり肉体的・感情的に打ちのめされて救いが必要となったときに頼ることのできるポーズとなります。

必要なもの

　活動的なヨーガをおこなうときには、呼吸や動きの邪魔にならないような、心地よい衣服を着ます。

　リストラティブヨーガでは多様なプロップ（補助具）を取り替えながら使用することができます。通常、始めるまえに枕とブランケットを複数用意しておくと便利です。そのほかのプロップには、ソファや椅子、壁、タオル、アイピロー、ヨーガブロック、そしてリストラティブヨーガエクササイズ専用のボルスターなどがあります。どれでも手近なものを使い、必要に応じ即興で作ってもかまいません。ヨーガエクササイズ専用の道具を購入したい場合は、巻末資料を参考にしてください。

　時間をはかるのに、簡単にセットできるアラームを使ってもかまいません（眠ってしまったときには目覚まし時計にもなるでしょう）。くつろげる音楽も、リストラティブヨーガのエクササイズにとって、素晴らしい補助具となり得ます。

支えを用いた逆位のポーズ

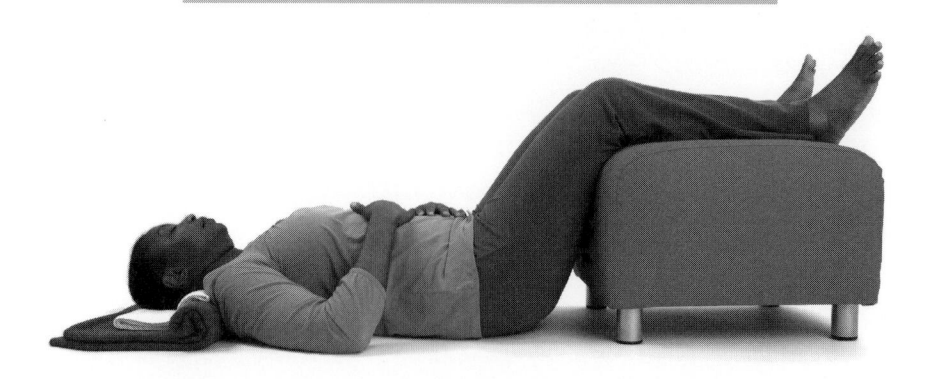

恩恵

　このポーズは、背中と臀部を伸ばし過ぎることなくリラックスさせます。脚を静かに心臓より高く上げるポーズは血行を良くし、神経系や心臓血管系などの多くの体内システムを落ち着かせる効果があります。

補助具

　壁、椅子、ソファ。別の選択肢として、首や頭部を支えるための小さく巻いたタオルやブランケット、アイピローや目を覆う布があります。

説明

　壁、または椅子近くの床に座り、体を壁または椅子に向けます。頭部や首を支えるための補助具を使う場合は、壁または椅子から動かして、頭が来る場所に置きます。徐々に両腕に体重をかけて体を後ろに倒し、両足を壁にもたせかけ、あるいは椅子に乗せて、心地よい仰向け姿勢になります。両脚を真っ直ぐうえに伸ばして壁にもたせかけ、または膝を曲げて椅子に乗せましょう。壁を利用している場合、ひざの裏や脚・臀部の後ろ側、背中下部に緊張を感じないことを確かめてください。もしそのような感覚がある場合は、臀部を壁からもっと離して、脚や背中にかかる圧力を減らします。壁を利用していて緊張がなくならない場合は、椅子やソファを使った膝を曲げた形の方が、ずっと快適に感じられるかもしれません。ポーズの支えに体をあずけて、十分リラックスしましょう。

呼吸

　ポーズが定まったら、両手を腹部に乗せます。腹部が呼吸に応じて上下するのを感じてください。支えをもちいた逆位のポーズも、バランス呼吸の視覚化を実践するための完璧なポーズとなります。

瞑想

　このポーズは、日常の心配事や重荷から解放してくれます。息を吸いながら、静かに「Let（あるがままに）」と言い、はきながら「go（手放す）」と言いましょう。

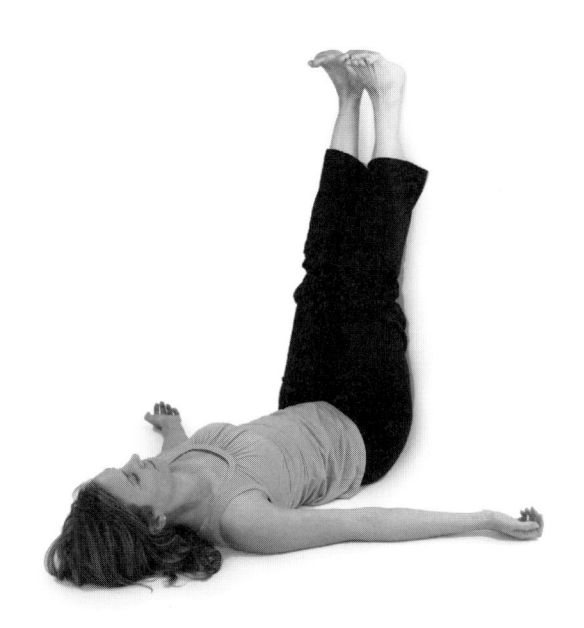

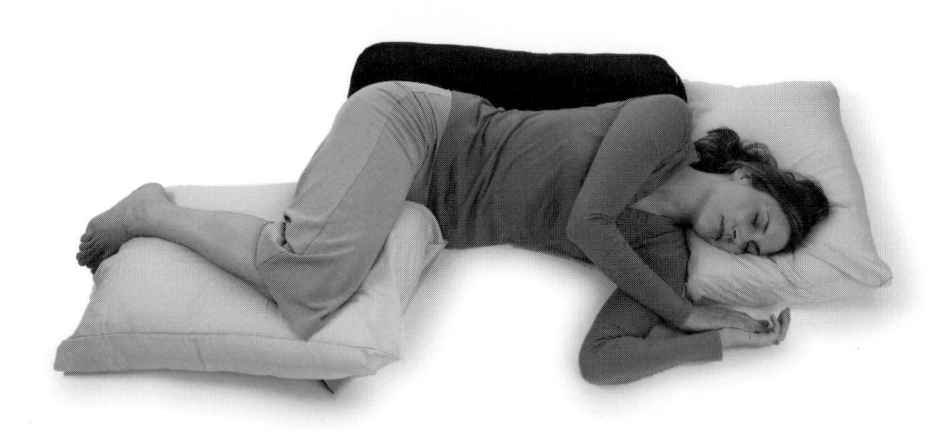

巣のポーズ

恩恵

巣のポーズは安心感と養生感を生み出します。また、心地よい眠りへ誘い込む位置でもあり、不眠症などの睡眠障害で悩む人にとって素晴らしい姿勢です。

補助具

枕2～3個。別の選択肢として、ヨーガボルスター。

説明

体の側面を下にして脚を腹部の方へ寄せて曲げて横たわります。頭を枕に乗せて、両膝のあいだに枕かボルスターをはさみます。もっと支えられている感じを得るために、背中の下にもボルスターか枕を置いてもよいでしょう。巣のポーズのあとには、バランスをとるための反対のポーズとして、つぎのページに示すねじった休息のポーズをおこないましょう。ポーズを維持したまま10回呼吸します。

呼吸

自然なリズムで呼吸しながら休み、呼吸するたびに吸う息・吐く息が体中を移動するのを観察していてください。このエクササイズは、単純で何も努力せず、心地よさを味わってください。

瞑想

　巣のポーズのねらいは、体と人生の全領域において安心感と支えられている感じを得ることです。心の中で静かに、「わたしは安全だ」または「わたしは支えられている」と繰り返しましょう。安心感や支えられている感じを与えてくれる別の言葉、イメージ、記憶などがあれば、それを思い浮かべてください。

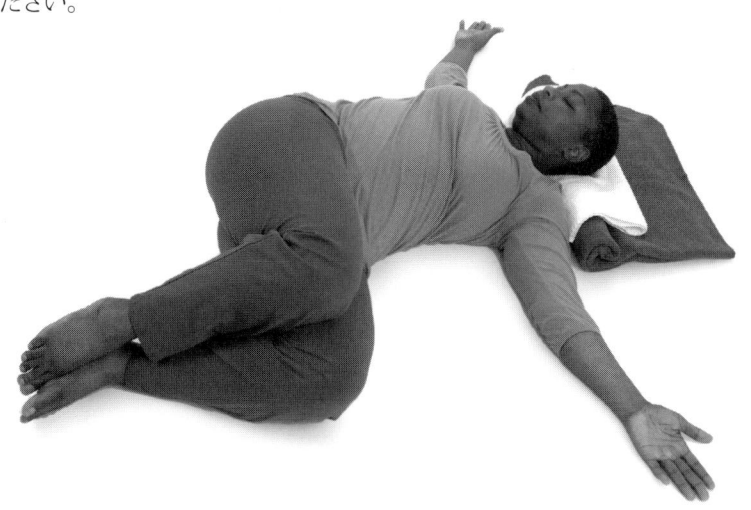

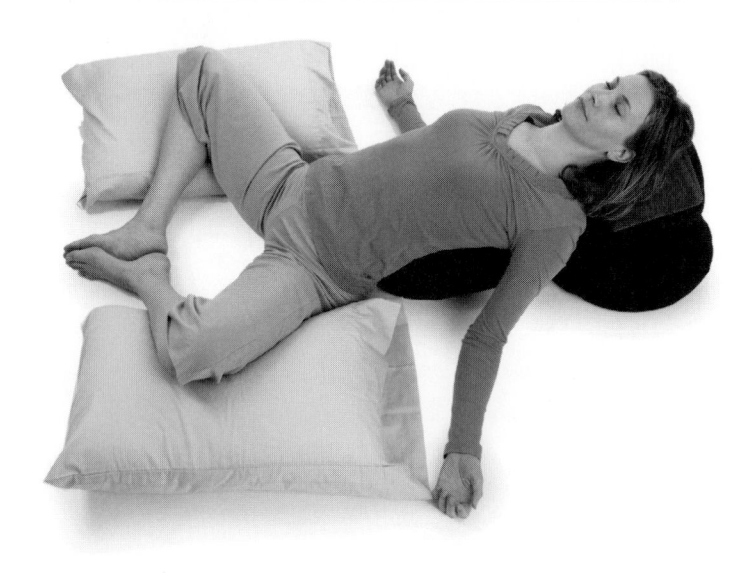

支えを用いた合蹠(がっせき)のポーズ

恩恵

このポーズは腹部・胸・肩の緊張を解きほぐします。このポーズによって豊かな感情が刺激され、感謝していることすべてについて内省する機会を与えてくれます。

補助具

枕2個または小さめのブランケット2枚、ボルスターまたは非常に丈夫なクッション1個。またボルスターの片端を乗せるものも必要かもしれません。端の支えには、ヨーガブロックや積み重ねた電話帳など、何でも利用できます。別の選択肢として、アイピロー、小さなタオルまたは布があります。

説明

ボルスターをブロックまたは他の支えにもたせかけます。両脚でダイヤの形を作り、ボルスターのまえに座りましょう。膝の下にそれぞれ枕または巻いたブランケットを置き、膝・脚・臀部が伸びたり緊張しすぎたりせず、両脚が完全に支えられている状態にしてください。後ろのボルスターにもたれかかって、背中下部から後頭部にかけて支えられた姿勢になります。両腕はもっとも心地よい位置に置きましょう。

呼吸

　このポーズは、呼吸を制限する腹部と胸の緊張をほぐします。息を吸うときに体の前面全体がリラックスし、ゆっくりと伸びやかに開いていくのを感じてください。呼吸しながらこの感覚にしたがって、感じる体の前面の心地よさを味わってください。

瞑想

　感謝していることを何か具体的に思い浮かべ、それを細部までイメージして、心の底から感謝の念を感じてください。その1つ1つに想像の中で「ありがとう」と言いましょう。

支えを用いた後屈のポーズ

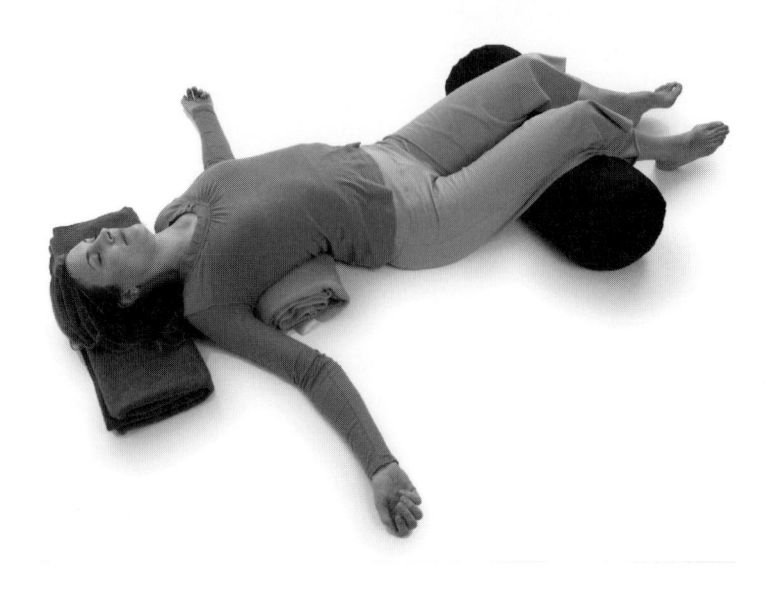

恩恵

　支えを用いて後屈のポーズは心を開かせるポーズであり、人生を大切にしたいという気持ちや、痛みなどの困難によって自身を人生から切り離されたくないという願望を強めます。　このポーズは、また、背中と肩の慢性的な緊張を解きほぐすという魔法を発揮します。机やコンピューターのまえで長時間過ごしたり、長時間車を運転したりすることによる習慣的な姿勢をほどいて元に戻します。

補助具

　上半身を支えるための、2つ折以上にした枕または巻いたブランケットかタオル。下半身を支えるための、ボルスターまたは積み重ねた枕、ブランケット。頭部と首を支えるための、巻いたタオルまたは小さめのブランケット。

説明

　座って、両膝を少し曲げて、その下にボルスターまたは積み重ねた枕かブランケットを置きます。2つ折の枕または巻いたブランケットかタオルを体の後ろに置きます。仰向けになったとき、背中下部ではなく、胸郭上部を支えることになります。胸郭下部と背中下部を下から支える必要がある場合は、小さなタオルを巻いて、背骨の自然な湾曲を支えましょう。
　巻いたタオルまたは小さめのブランケットを置いて、頭部と首をもっとも心地よい高さで支えて

ください。

呼吸

　このポーズは、胸上部・胸郭・腹部での呼吸の流れを良くします。息を吸ったりはいたりしながら、その動きを十分に感じましょう。ハートセンターから息が出たり入ったりするのを想像してみてください。息を吸うときにはハート（心）から肺へと動く呼吸の動きを、はくときには肺からハートセンター（心の中心）を通って外へ出ていく呼吸の動きを視覚化してください。

瞑想

　輝く光と栄養をふりそそぐ太陽を、心の中心に描きます。呼吸に応じてわずかに拡大したり縮んだりする胸の動きを感じ、呼吸と一体になって輝いている太陽を描いてください。心の中で静かに「心は開いている」と繰り返しましょう。

支えを用いた前屈のポーズ

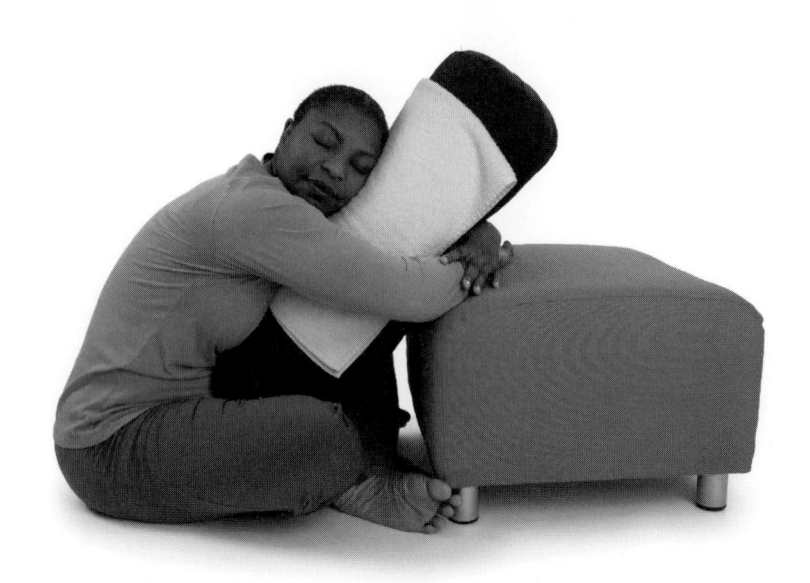

効果

　支えを用いた前屈は臀部と背中をリラックスさせ、背骨にかかる日常活動のストレスを解きほぐします。ボルスターを抱きかかえ、頭部を支えるものに乗せると、自然な慰めと安心を感じさせてくれるでしょう。

補助具

　寄りかかるための椅子、ソファ、または積み重ねた枕かブランケット。別の選択肢として、抱くためと頭部を乗せるためのヨーガボルスター。

説明

　脚を組んで床に座ります。体を前傾させて、ソファ・椅子・重ねた枕・ブランケット・クッションなどにあずけます。ボルスターが1つあれば、片方の端を膝のあいだに置いて、もう片方の端をソファ・椅子・重ねた支えなどに置きます。頭を支えになるもの（何でもかまいせん）に乗せます。ボルスターを使用する場合は、顔を横に向けて、心地よく感じるやり方で抱いてください。何を使用してもかまいませんが、背中や臀部に緊張を生じさせないよう、かならず支えるのに十分な高さと固さのものにしましょう。維持するのに不快な強い伸びを感じる場合は、さらに支えが必要です。

呼吸

　このポーズでは、腹部・胸・背面のすべてが呼吸に応じて拡張したり縮小したりします。呼吸に応じて胴体全体が動くのを感じましょう。息を吸うときには腹部と胸がゆっくりとボルスターや枕を押すのを感じてください。呼吸の感じによって抱かれている感覚を深めましょう。

瞑想

　完全に気持ちが安らぐ場所を想像してください。多くの人たちにとって、それは自然のどこかだったり、祈りの場所だったり、愛する人たちに囲まれている場だったりするでしょう。そういった場面にある自分自身を想像して(視覚・聴覚・嗅覚・触覚など)、平和な経験と結びつくのを助けるあらゆる感覚を思い浮かべてください。

　このポーズを痛み・苦痛からの癒しとしておこなう場合は、「これも過ぎ去っていく」あるいは「わたしは神に愛されている」など、個人的に安らぎを感じる言葉を心の中で繰り返しましょう。

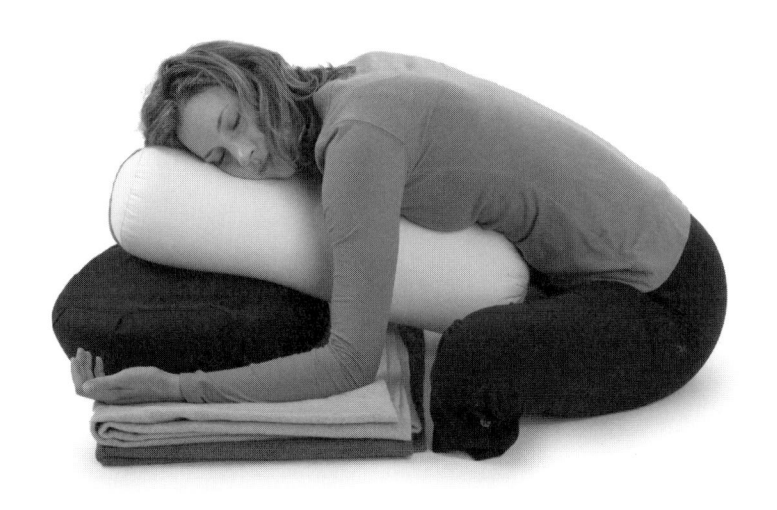

リサのケース：希望を見つける

　リサの疲労は不可解であり、正気を失いそうなほどひどいものでした。冬期休暇中に最初の症状が出たときは、無理から来る極度の疲労にインフルエンザが重なっただけだと思っていました。ところが冬期休暇が終わっても疲労は消えないため、心配になった家族に医者へ行くよう勧められました。かかりつけの一般医では明確な診断が出ず、専門医を紹介されました。専門医では多くの検査を受けましたが、やはりリサの疲労の原因を特定することはできませんでした。　最終的に出された診断は、慢性疲労症候群でした。その頃には、リサは仕事を長期病欠中であり、再びもどれるかどうか不安に思っていました。

　かかりつけの医師はリサに、抗炎症薬と抗うつ薬の処方箋をくれました。なぜそれほど疲れているのかという説明も、いつ回復するのか、回復するのかどうかという質問への回答も与えられませんでした。

　リサは、医学的説明がないので、希望をもてませんでした。絶望感が増すと、疲労感もさらに大きくなっていきました。あまりにも疲れているときは、起きて1時間も経たないうちにベッドに這いもどりました。もっともひどかったのは、ほとんどいつも疲れ切っていたにもかかわらず、なかなか眠れなかったことです。そのため、心配とストレスで孤独に過ごす時間が多くなりました。リサはそれを「覚醒の悪夢」と表現しました。

　明らかな回復基調がなく、リサには何らかの方法で自分を大事にしていると感じる必要がありました。エネルギーや気分が上向きになる方向へ能動的に前進していると感じられることを、毎日何かしたかったのです。リサに運動できる体力はありませんでしたが、リストラティブヨーガに大きな癒しを見出しました。それはリサが毎日おこなえることであり、それによって肉体的・感情的に快方へ向かうこともわかりました。

　リサはエクササイズの邪魔にならないように、ヨーガマットや補助具はしまっておきました。お気に入りの歌が精神を高めることがわかっていたので、エクササイズ中にかける音楽は慎重に、インスピレーションが与えられるものを選びました。感謝・喜び・結びつき・勇気に気持ちを集中させると体の状態を変えられるという考えを、まじめに受け止めました。1つの瞑想法を選んで最後のリストラティブポーズで毎日実践し、瞑想する度に体力と幸福を回復する考えと感覚をイメージしました。

　リストラティブヨーガの実践は3つめの処方箋だと、リサは考えました。それは彼女の自己治療プログラムの一部となり、将来について、いつも楽観的に感じられるようになりました。

　多くの痛みや病気は、とりわけ、日常生活から引き離されて、患者にさせられた場合には、肉体的にも感情的にも心身を圧倒します。痛みや病気がそのように圧倒的な影響力を持つ場合、ほんの2、3分間、健康に意識を集中すれば、希望を取りもどし、癒しへと旅立つ勇気があたえられます。自分が精神的に最低の状態だと気づいたときはいつでもヨーガに取り組めば、たとえ、痛みがあったり病気であっても、健康と全体との一体感を確認できるのです。

まとめ

リラクゼーションは素晴らしい、独立したエクササイズですが、ほかのヨーガエクササイズの癒しの恩恵をうながすためにも利用できます。

- お気に入りのリストラティブヨーガのポーズを任意の呼吸法または体と仲良くなるエクササイズ（第3章、第4章を参照）の基礎としてもちいます。
- リラクゼーションは通常、活動的ヨーガセッションの最後におこなわれます。ですが、無意識的な緊張を解きほぐす（活動的なポーズの心地よさを妨害する緊張を解きほぐす）セッションの最初に、意識的な全身リラクゼーションをおこなうことができます。
- エネルギーが少ない日、あるいは単に体が緩やかなエクササイズを求めている日は、一連の自由呼吸（p.30）をリストラティブヨーガのポーズと組み合わせましょう。

Chapter
7

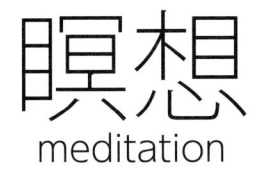

瞑想
meditation

　第4章では体と仲良くなる方法を学び、第5章では体を動かす方法を学びました。瞑想は心と仲良くなり、心を動かすヨーガの方法です。
　この章で学ぶ瞑想は、自分自身の心を安全な場所にする方法を示してくれます。 また、ストレス・痛み・苦しみから心を遠ざけ、心を知恵と喜びへと向かわせる方法も学べるでしょう。

瞑想がどのようにして慢性疼痛を和らげるのか

　ヨーガ行者は、長いあいだ、瞑想を痛みやストレスを変化させるために利用してきましたが、つい最近では、瞑想がどのように機能しているのかについて注目した研究がおこなわれるようになってきました。

心と体を変化させる

　ストレスと痛みは、悪いところに気持ちを集中させます。そういった感覚や考え、感情につねに注意を向けていると、苦痛の状態に身を置き続けることになります。瞑想をおこなうと、注意を他へ移すことによって、ストレス・痛み反応をさえぎることができます。研究によると、呼吸やマントラ、イメージに意識を集中させると、心と体をストレスを受けている状態からリラックスした状態へ、すばやく変えられること（2001年、Bernardi、他；2008年、Wo、Lo）と、痛みに対する耐性が増すこと（2009年、Grant、Rainville）がわかってきています。

　ある日本の研究者たちは、瞑想中にすべての痛みを遮断することができるというヨーガの熟練行者を対象とした実験をおこないました（2005年、Kakigi、他）。そのヨーガ行者に痛み反応を起こさせるため、瞑想前と瞑想中にレーザーを使いました。脳の画像は、瞑想するまえには通常の痛みが起きていることを示していました。ところが瞑想中は、痛み感覚や痛みについての考えや感情を生み出す脳領域などの、痛み反応と関連した脳領域やストレス反応と関連した脳領域で、著しい活動減少が見られました。ほとんどの人が熟練のヨーガ行者になることはありませんが、この実験結果は、瞑想が痛みの経験を変えられる可能性を十分示しています。

　瞑想は否定的な精神状態を遮断するだけではありません。前向きな精神状態も生み出すのです。あらゆる瞑想の技術に癒し効果があると考えられる一方、何を焦点にして瞑想するかによって、具体的に生じる変化が決定します。たとえば、喜びの瞑想は肯定的な感情を生み出す脳領域を活性化させ、体を意識した瞑想は感覚や動きに関連する脳領域を活性化させ、イメージを使った瞑想は何かしらイメージされた事象と関連する脳領域を活性化させることが、研究によって明らかになっています（2006年、Cahn、Polich）。それらの研究結果は、様々な瞑想技術を試すとき、何を経験するかということの裏付けとなっています。焦点を選ぶことによって、本当であり癒しでもある特別な精神状態を作り出すことができるのです。

心の習慣を転換する

　瞑想は、否定的な状況を一時的に遮断し、肯定的な状況に置き換えたりするだけではありません。定期的に瞑想をおこなうと、痛み・気分・ストレス・肉体的な健康に、長期間にわたる肯定的な変化が表れることが、多くの研究によって立証されています（2005年、Bormann、他；2008年、Fredrickson、他；2007年、Lane、Seskevich、Pieper；2008年、Teixeira）。

　瞑想に長期的変化を生じさせる、もっとも重要な方法の1つは、痛み・ストレス・苦痛に影響している心の習慣を見つける手助けをすることです。　思考や感情には慢性的で無意識の習慣が、誰にでもあります。慢性的な心配や自己批判、怒り、孤独感といった習慣は慢性疼痛を強調し、増大させます。受容や感謝、ユーモアといった習慣は、痛みを弱めたり、なくしたりするのを助けるのです。

　将来のことを心配したり、お気に入りの経験を思い出すことが、習慣になっている人もいるでしょう。自分を批判したり責めたりすることが習慣になっている人もいれば、自分や他の人たちの

長所を探すことが習慣になっている人もいるでしょう。そういった心の習慣は、有害であれ癒しであれ、その習慣を繰り返す度に強くなっていきます。一連の「エクササイズ」をおこなうと、心と体は将来の経験に対して、同様の思考や感情をともなう反応をする方向へと徐々に形成されていきます。

　他人の習慣を見つけて、その人の人生観のレンズとして認識することは、しばしば簡単にできます。ですが、自分の思考や感情は、常に習慣であって、必ずしも現実を示しているものではないと自分で認識することは、非常に困難です。人生に対して、これこそ合理的だと思っている反応は、実はその人の習慣となった思考や考えに基づいているのです。習慣が思考や考えを強力なものにしているのです。

　瞑想によって、人には選択の自由があることが明らかになります。無意識の心の習慣ではなく、内なる知恵と喜びに人生経験を司らせます。瞑想を通して、心の無意識の習慣を認識して、新しい習慣を意識的に選択することを学びます。 本章で瞑想の技術を実践するにつれて、自分自身が心の案内役になれることを発見するでしょう。次々に、心配や不満へと心の習慣に引き回されるのではなく、自分自身である特定の感覚・思考・感情へと心を動かすことができるのです。そうすれば、慢性疼痛を強める古い習慣を、癒しを助ける新しい習慣へと転換できるでしょう。

学ぶこと

　この章では、シャマタ(「心と仲良くなる」)、マントラ(「心を守る」)、チッタ・バーヴァナ(「心を動かす」)、プラティパクシャ・バーヴァナ(「心を反対方向へ動かす」)の4タイプの瞑想を学びます。その全技術に共通する点が2つあります。1つめは、すべてヨーガ哲学の癒しの知恵に根ざしていることです。2つめは、これらが、肉体的・感情的な慢性疼痛に苦しむ人たちを助けることが研究または臨床プログラムを通して、示されていることです。

　シャマタは呼吸によって心を休める瞑想法であり、苦痛へと誘導する思考から静かに遠ざかるよう導いてくれます。この瞑想の基本は、すでに第3章の意識呼吸によって学んでいます。意識呼吸を瞑想としておこなうには、心がどのようにさまようのかを意識することを加えるだけでよいのです。心がさまよう度に、心に対して友好的に、または慈悲心をもって、心を呼吸へともどしましょう。

　マントラは、声に出さずに心の中で、あるいは声に出して繰り返す音・言葉・語句です。マントラという語は、心(「マン」)の保護(「トラ」)と解釈されています。マントラによって痛みの苦しさから救われ、将来の苦痛から自身を守る心の回復力を築くことができるでしょう。

　チッタ・バーヴァナという語は、心の状態(「チッタ」)を意識的に作りあげている、または選んでいる(「バーヴァナ」)、と解釈されています。この瞑想は、心の癒される状態(喜びや感謝など)を経験することを選ぶ助けとなります。この瞑想をおこなうと、癒される思考に注意を集中し、癒しの感覚と感情を再生する方法を学べるでしょう。

　4つめの瞑想法プラティパクシャ・バーヴァナは、チッタ・バーヴァナの上級型です。プラティパクシャ・バーヴァナとは、文字通りには「反対方向に気持ちを動かす」を意味します。この瞑想をおこなうと、否定的な考えや感情にとらわれて動けないような気持ちになったとき、心の状態を変

化させることを選べるようになるでしょう。

瞑想神話

　多くの生徒が「瞑想することができません。やってみましたが、考えを全部消すことができないのです」と言います。彼らは、心を空にしようとするのですが、そうすると考えや感情が回り続けることに気づくだけなのです。そうすると失敗したと感じるため、あきらめて、瞑想は自分たちに合わない、あるいはもっと悪いことに、瞑想は効果がないと確信してしまいます。

　同じ経験をしたことがある人は、心配しないでください。また、あきらめないでください。瞑想は考えないことでもなく、心を「空にする」ことでもありません。瞑想とは気づき（意識化）と選択であり、心の制御ではないのです。心の世話役になるのです。本章で示す瞑想で、初めのうちは困難でも、失敗することはありません。その瞑想を最大に活用するために必要なのは、心に注意を向けて、心を癒し状態へと動かす意思を持つことなのです。

始める

　瞑想法を1つ選んで始めるまえに、本章全体をぜひ読み通してみてください。どれか1つ、ほかよりも惹かれるものがきっと見つかるでしょうし、その直感は信頼できます。全部の瞑想法を試してみるのではなく、毎日少しずつ、最低1週間続けてやってみたいと思ったものを1つ選んでください。それが自身の心を知り、瞑想法の利点を見つけるための最適な方法です。もちろん時間をかけて、本章の瞑想法全部を探求することもできます。しかし、心に安らぎをもたらすものが見つかったら、ほかのものを付け足す必要はありません。

　瞑想を朝起床して最初におこなう、または就寝まえに最後におこなう正式な日課とするのもよいでしょう。あるいは仕事中や家にいて思い出したときに手を止めて、2、3分間瞑想してもかまいません。最良の瞑想方法とは、とにかく実際に瞑想に取り組むことです。長時間座ることや毎日一定時間瞑想することといった理想は忘れてください。瞑想する人となることを決意し、できる機会を利用して、瞑想しましょう。

実践編

シャマタ
―― 心と仲良くなる ――

意識を呼吸に集中させます。吸う息、はく息に意識を向けてください。心が他の考えへとさまよったら、意識を呼吸へと静かに引きもどしましょう。

実践
- 可能であれば座る、あるいは心地よい姿勢・体勢で。
- 心と仲良くなり、心の動きへの気づきをさらに深めたいとき。
- ほんの1分間あるいは好きなだけ長い時間、試してください。

　心と仲良くなる（気づきの瞑想ともいわれる）瞑想は、もっとも広くおこなわれている瞑想法です。初心者にはもっとも簡単な瞑想の形でもあります。説明は簡単です。背筋を伸ばして楽な姿勢で座り、両目を閉じ、または壁に向かい、呼吸に意識を集中します。呼吸する度にすう息とはく息に意識を向けて下さい。意識が呼吸から離れてさまよったら、考えている自分に気づいて、意識を呼吸へと引きもどしましょう。

　この瞑想は、全意識を呼吸に集中させることがねらいではありません。気持ちはさまよいます。そういうものなのです。この瞑想のかなり上級者になったとしても、心はさまようのです。1日の計画を立てたり、前日の出来事を思い出したり、誰かとの架空の会話を想像したり、あるいは自分がうまく瞑想できているかどうか評価したりしている自分に気がつくでしょう（注意：このような評価は苦悩へとかたむく心の習慣であり、瞑想の指示ではありません）。

　瞑想中にやるべきなのは、おきていることに気づくことです。心の平和は、心がどんなふうに漂うかを意識することで可能となり、全意識の集中などという不可能な標準に達することで得られるのではないのです。心と仲良くなるということは、サンスカーラ（行動、思考のパターン）に気づくということです。静かに座って呼吸に意識を集中することによって、心への外部影響を排除します。自分で作った無地のスクリーンに浮かぶ考えは心の習慣です。心が外側の事柄とつながっていないとき、自動的に回る思考の再生ボタンが押され、その瞬間におきている現実とは無関係な物語や記憶、ファンタジーや心配事が、心に浮かんでくるのです。

　心がさまよっているのに気づく度に、それは自分の考えであって現実そのものではないと気づくチャンスです。このことは、とくに思考が不要なストレスや苦痛を生み出している場合には朗報です。心に浮かんだというだけで、その筋書きにしたがう必要はありません。1つ1つの記憶や空想、心配事などに感情を惑わされないことを、自身で選ぶことができるのです。呼吸にふたたび集中することを選べるのです。

自身を呼吸へと引きもどすのは、瞑想に失敗したからではなく、そうすることが自分の心にとって思いやりのあることだとわかっているからです。心を呼吸にまかせていると、意識的にサンスカーラが消え去り、そのことによって得られる心の平和を経験します。この瞑想は、自分自身の心が安全な場所だと知り、そこで休まる方法を教えてくれます。人には心が自分で苦しみを作り出しているときにはそれを認識する内なる知恵があり、心を呼吸へ引きもどす自分への思いやりがあります。

実践法

　おこなう準備ができたら、この瞑想法はほんの1分間でおこなうことができます。座り心地のよい椅子に腰掛けて、両目を閉じたら呼吸を意識し始めてください。息を吸ったりはいたりするとどう感じるかを意識しましょう。助けになるなら、心の中で「吸って、はいて」と繰り返すのもよいでしょう。そうして、考えている自分自身に気づいたら、すぐに自分をほめてください。心と仲良くなる最初の1歩を踏み出したのです。その後、意識を呼吸へと戻します。心がさまようのがわかったら、その度にがっかりするのではなく、喜びを感じながらおこない続けてください。止めていた呼吸を解放するように、あるいは締めていた筋肉の力を抜くように、思考をそっとあるがままに解き放してください。意識を呼吸に戻すときには、自身への慈しみを感じてください。解放するのがとくに困難な思考があれば、そのことにも気づいて、「この考えから自由であるように」とただ望めばよいのです。

　この瞑想は好きなだけ長くおこない続けることができます。眠ってしまうことが心配ならば、アラームをセットしましょう。

ダイアンのケース：痛みに対する思考を意識する

　ダイアンは、人生において何よりも舞台を愛していました。24歳のとき、カレッジを卒業したばかりの彼女は、地元の劇団でパートタイムの衣装デザイナー・演劇教師・マネージャーとして働いていました。忙しくても、夢は実現している生活でした。

　その夢が交通事故によって一時的に中断されました。ダイアンは、その事故で多発性骨折とその他のケガを負ったのです。2、3か月で良くなると、誰もが信じていました。しかし骨折が治癒したあとも、ダイアンは日常的な痛みと硬直に悩まされ続けました。鎮痛剤の服用をやめることは不可能であるように思えたし、医師たちが何かを見逃しているのではないかと不安でした。

　仕事にもどることはできるはずだと医者に言われても、ダイアンが元の生活に戻ることは困難でした。事故に遭うまえは、仕事から仕事へと駆け回ったりプロジェクトを終わらせるのに、夜遅くまで働くことも容易で、楽しんでさえいました。けれども、今では活力が衰えたように思えて行動を控え、まるで「壊れてしまった」としか思えない自分の体の奴隷でした。ダイアンは、いつのまにか「この痛みのせいですべてが台無しだ」と考えていることが多くなっていました。ほとんどいつも怒っ

ていて、以前は気にならなかったことでも友人や同僚に厳しく当たりました。ダイアンは「誰にもこの痛みは理解できない」と自分に言い聞かせて、怒りを正当化しました。

　ダイアンは、事故に関してはまだ苦しい思いをしていました。相手の運転手に非があることを確信しており、双方に同等の過失があるという保険会社の結論には腹を立てていました。彼女は、空想で報復していましたが、その空想にとりつかれ、また、そのことを恥じてもいました。ときには事故の夜を思い返し、違う展開になっていたらどうなっていただろうと想像しました。ある展開では、ダイアンが事故を完全に回避していました。別の展開だと、彼女は命が助かるほど幸運ではありませんでした。どの筋書きも当時の状況について彼女の気分を良くすることはなく、ただ人生とはどれほど予想不能であり危険かと思い知らされただけでした。

　ダイアンの経験は、心がどれほど非友好的な場所でありうるかを示す典型的な事例です。事故とどれほどの事故によって人生を変えられたかについてのダイアンの考えは、少なくとも肉体的な痛みと同程度の苦しみを生み出していました。それは珍しいことではありません。ダイアンの思考と感情はすべて一般的な痛み反応なのです。一般的なものなのですが、惨めにさせるだけのものでもあります。心が思考にしたがえばしたがうほど、そのパターンは深く定着します。しかし、ダイアンは自分の考えが真実であることを確信していたので、その思考にしたがわないという選択もできることには、気づきそうにありませんでした。

　瞑想によって、心の中で起きていることを強く意識化することを学びます。この意識化は、日常生活の中で痛みについて自分にどのように話しているかに気づくのに利用できます。「この痛みが和らぐことは決してない」というような考えは、どのくらいの頻度で心の中を漂いますか。できない事に、より多く注意を払っていますか、それともうまく対処している証の方に払っているでしょうか。「誰もわたしの痛みを理解してくれない」と自分に言っていますか、それとも家族や友人の支援をありがたく思っている自分に気づいています。それぞれの痛み感覚について最悪の結果と説明を想像していますか。それとも、すべての痛みの感覚がかならずしもどこか悪いところがある、あるいは悪化していることを意味しているとは限らないと、自分自身を安心させていますか。

　自分の痛みに対する考え方は、痛みや実際の作用に大きく影響します。たとえば、痛みに不安を感じて最悪を予想すると、感覚や苦痛、その他の痛み防御反応としてのストレスに関連する脳領域が活性化し、痛みに敏感になります（2004年、Gracely、他）。この種の考えは、実現する予言となり、心理的に悲劇的な結末を迎え、痛みがさらに人生を妨害していくのです。しかしながら、そのような効果は逆にも作用します。瞑想を痛みについての思考法を変えるために利用すると、痛みは小さくなり、機能を向上させることができます（2008年、Morone、他）。

　考え方を意識していると、ある考え方が痛みを継続させることに気がつくでしょう。人には、ある考えにしたがい、別の考えを手放す自由があります。痛みを増強する思考の流れに囚われている自分に気づいたら、シャマタ瞑想で学んだ自慈の行動を思い出してください。考えを止めて、呼吸に意識を集中するのです。これはいつでもおこなうことができ、心にとって思いやり深い案内役だからといってかならずしも座って瞑想する必要はありません。定期的に瞑想をおこなえば、思考に振り回されることが少なくなり、自分の人生をコントロールできるようになるでしょう。

マントラ瞑想

癒しの響き、言葉、または語句を心の中で静かに、あるいは声に出して繰り返します。

実践
- 目を開けてても、あるいは閉じてても、どんな体勢でもよい。
- 心に集中し、否定的な考えや感情を消したいとき。
- ストレスや痛みの症状が出ているあいだ、注意をそらせ、安心感・コントロール感・癒しの感覚を得るために。
- 日常的な活動中に癒しの考えや感情を思い出すために。
- 寝るまえに布団の中で、痛み・ストレスと関連した不眠症の克服のために。
- ほんの1分間または好きなだけの時間で実践する。

　マントラは癒しの響き・言葉・語句であり、声に出して、あるいは心の中で静かに繰り返します。マントラは心に意識を集中させ、心を落ち着かせるため、マントラ瞑想は不安・ストレス・不眠症を即座に癒します。しかし、マントラ瞑想には応急処置以上の効果があります。ヨーガ行者は、マントラは心に強い印象を残すと考えています。マントラを繰り返す度に、本質的な癒しの真実を思い起こしているのです。繰り返すことによって、心の深層でその真実を認識し、吸収しはじめているのです。

　マントラは多くの精神的伝統の中に見られ、宗教的な書物、歌、詩などの洞察的な情報源からも取ってくることができます。祈りの言葉はよくマントラとしてもちいられ、精神的な慰めやつながり、癒しを求めて繰り返されます。最もよく知られるマントラは「オゥム」です。多くのヨーガマントラと同様、オゥムに具体的な意味はありませんが、本来神聖な癒しの響きだと考えられています。瞑想するときには、以下に挙げる伝統的なヨーガマントラを利用したり、あるいは何かひらめきを考えたり、元気にさせるようものから自分独自のものを作ってもよいでしょう。

実践法

　マントラ瞑想をおこなうもっとも簡単な方法は、体にとって心地よい姿勢になって目を閉じ、心の中でマントラを静かに繰り返し始めることです。おこなう時間の長さは、短くても長くてもかまいません。

　音や語句を繰り返すという単純な行為は、自然な鎮静効果があります。けれども、最も素晴らしい癒しは、マントラを繰り返しながらその意味を感じられたときに、効果が発揮されます。マントラを繰り返していると、意識を集中させて音を繰り返している状態から、ただマントラの意味を感じている状態へと、自然に変化します。その状態になったら、その音や言葉を繰り返すことから解放され、マントラから呼び起こされるフィーリングにリラックスしていくのです。

　マントラを声に出して唱えたり、または歌うと、感じ方が変わるのです。マントラを声に出すと、

その音は体の中で共鳴します。同時に、瞑想が強力な呼吸エクササイズへと転換していきます。声に出すことを選んだ場合、音程や、まして完璧な発音などの心配はいりません。自分に適していると感じるように声に出したり、静かにおこなってください。

心に響くマントラを見つけたら、瞑想以外の活動でそれを使うことができます。マントラは、ヨーガからウォーキングまで、どんな形のエクササイズも動く瞑想に転換することができます。食器洗いや洗濯物の片付けといった日常の仕事ですら、マントラ瞑想しながらおこなうことができるのです。

マントラを生活に取り入れる別の方法は、唱えたり歌ったりしたマントラの録音を聴くことです（美しい感動的なマントラの録音を作成している音楽会社については、巻末の参考資料リストを参照）。ヨーガのポーズで休んでいるとき、あるいは日常生活を営みながら、瞑想として録音したものを聴くことができます。

心の平和と癒しを呼び起こすヨーガマントラ

つぎに挙げる伝統的なマントラの響きは心の癒し状態を象徴し、その状態を自然に呼び起こすと考えられています。マントラはその響き自身が癒しなので、それぞれのマントラでは発音についても説明しています。マントラの意味に集中することにも、同じくらいの癒し効果があります。意味と結びつくのを助けるために、各マントラの説明と英語版変化型も挙げてあります。マントラ瞑想は、伝統的な音、あるいは変化型のどちらでもおこなってかまいません。

オゥムー（最後の音は口を閉じたまま伸ばす）。このマントラは万物のつながりや、万物に存在する自然の善、あるいは神聖を表します。「ムー」は時間の長さを示していることと、母音「オウ」だけを伸ばして強調するのではなく、口を閉じて伸ばす音節「ムー」を強調することに注意しましょう。マントラは声に出して、あるいは心の中で繰り返してください。つながりを感じながら瞑想します。英語版変化型は「アーメン」です。

サートゥ・ナーム、またはサーター・ナーマー。このマントラは、人の生来の本質である知恵と喜びを表します。伸ばす音「アー」はやわらかい「ア」の音であり、のどの奥で響かせます。マントラは声に出して、あるいは心の中で繰り返してください。あるがままですべてがうまくいっている、また、あるがままですでに健康で完全体であると感じながら、瞑想します。変化型は「わたしはすでに癒されているし、すでに完全体だ」、「健康（喜び、知恵）はわたしの真の本質だ」です。

ソゥ・フームー。このマントラは呼吸の音を表しています。大部分のマントラと異なり、声には出さず、心の中でのみ繰り返してください。息を吸いながら「ソウ」を考え、または聴き、はきながら「フームー」を考え、または聴きます。呼吸の流れと、そして命のエネルギーとのつながりを感じ

ながら瞑想します。変化型は「吸って、はいて」です。

　オゥムー・シャーンティー・オゥムー。このマントラは、平和と直接体経したりと、他人と平和を共有したいという希望の両方を表しています。　声を出して、あるいは心の中で繰り返してください。内なる平和と受容を、または、許しと平和を感じて、瞑想します。変化型は「息を吸うとき、わたしは平和を選ぶ。息をはくとき、わたしは手放す」です。

　オゥムー・マーニー・パードメィ・フームー。このマントラは慈悲、つながり、苦痛からの自由を表します。声に出して、あるいは心の中で繰り返しましょう。自分と他人への慈しみを感じながら瞑想します。変化型は「わたしの心は自由だ。わたしは（この苦しみから）解放されています」です。

自分自身のマントラを作る

　安心・愛・強さ・勇気・幸福・平和を感じさせてくれる音節ならば、何でもマントラになり得ます。お気に入りの祈りの言葉や詩、心が動かされる表現はありませんか。自身固有のマントラを開発する別の方法は、「わたしは何を聴く必要があるだろうか」と自問することです。真実だと自分でわかっているにも関わらず、思い起こすのに許可が必要なことはありますか。心の中でそれが真実だと本当に知っていたとすると、自分の苦痛を癒してくれるものは何でしょうか。その考えを語句や文章でどのように表現できるでしょうか。

　しばらく時間をとって、瞑想をおこなうときに試すマントラに関するアイデアを書き留めてください。

チッタ・バーヴァナ（心を動かす）

心に癒しの思考・感覚・感情をもたらします。

実践
- 目を開けて、あるいは閉じて、どんな姿勢でも。
- 具体的な心の状態を経験したいときはいつでも。
- 朝目覚めて最初に1日の目的を設定する、あるいは寝る直前に1日の終わりの個人的な儀式として。
- ヨーガの呼吸、動き、あるいはリラクゼーションエクササイズの一部として（チッタ・バーヴァナ瞑想は、ほとんどのヨーガエクササイズにとって付け加えると素晴らしいものになります）。
- 毎日2、3分間。チッタ・バーヴァナ瞑想は、毎日おこなうと癒し効果を最大に発揮します。

　以下の瞑想は記憶と想像を使って、感謝や喜びといった具体的な心の状態を作り出します。
　ある感情を感じることを選ぶと、その感情が自然に生じるときと同じ効果を心と体におよぼすことは、多くの人々にとって信じがたいことです。しかし、感じようと選んだ感情は、外的事象によって生じた感情同様、本物です。脳と体の中で同じ変化が生じ、気分に与える効果は同じくらい強力なのです。このことは悪い知らせでもあり、よい知らせでもあります。
　悪い知らせは、それらの感情がストレスや怒り、不安、その他の不愉快な心の状態でもまったく同様で、本物だということです。すでにお気づきかもしれませんが、ストレスを感じることを考えるだけで、実際起きているときと同じ反応を体内に引き起こし、同じように惨めに感じさせることが可能なのです。人は、自分で作り出したその惨めさがどれほど現実的かと問うことはほとんどありません。ただ、それを経験し、真実だと思っているのです。
　よい知らせは、感謝のような肯定的な感情は、外的事象によって生じたものであろうと、経験することを自ら選んだものであろうと、癒しの状態であるということです。たとえば、感謝していることについて毎晩考えようと決めて実践すると、気持ちや肉体的な健康に現実的な肯定的変化が起き得るのです（2003年、Emmons、McCullough）。瞑想によって肯定的な状態を経験する能力が開発されると、日常の反応として同じ経験をする能力も強化されるということも、研究によって証明されています（2008年、Fredrickson、他）。
　チッタ・バーヴァナ瞑想で肯定的な心の状態を持つ練習をすればするほど、それが力を与え、癒す技術となることがわかるでしょう。感謝・喜び・勇気・つながりを育成する瞑想をつぎに挙げます。

感謝と喜びを選ぶ瞑想

高揚、希望、誇り、楽しみ、愛などの肯定的な感情すべてのうちで、最も選びやすいものが感謝です。人生において何も変える必要がなく、誰もが何かに感謝しています。深部にある内なる喜びを経験したくなったら、いつでも感謝を選ぶ行為を始めてください。つぎに挙げる瞑想は、感謝と喜びの感情に精神を集中させるのを助けてくれるでしょう。

　人生において感謝していることを思い浮かべます。それぞれに対して感謝の念を抱いてください。瞑想としても実践できますし、考えを毎日の感謝リストに書き加えることもできます。

　1日の終わりに、喜び・美しさ・ユーモア・他人との結びつきを感じた瞬間、あるいは何か新しく学んだとき、役に立ったとき、よい仕事をしたときなど満足を感じたお気に入りの瞬間を思い浮かべてください。そして、それぞれの瞬間が思い浮かぶ度に、「ありがとう」と心の中で言いましょう。

　誰かに感謝された瞬間を思い浮かべてください。そのときについて考えながら、感謝されることをどう感じたか思い出しましょう。その記憶に浸ることで、その感じを今この瞬間、再経験できるかどうかやってみてください。つぎに、人生で感謝している人たちを思い浮かべましょう。その1人1人に感謝しているところを想像し、その人たちが感謝されてどう感じているかを想像してみてください。感謝する感じと感謝される感じの両方を意識してみましょう。

　深い喜び、あるいは大いなる平和を感じたときを思い浮かべてください。そのときについて考えながら細部に至るまで思い起こし、体の中でどう感じたか思い出しましょう。今その感じを再経験できるかどうかやってみてください。つぎに、その記憶の細部を消して、それでも喜びと平和を今この瞬間、体の中に感じていられるかどうかやってみましょう。

　大笑いしたときの記憶を思い浮かべてみてください。または何かを大笑いしていると単に想像してみてください。笑いが体の中でどのように感じられるか思い出し、その感じを今、再経験できるかどうかやってみましょう。微笑んでいる自分、もしかしたら声を出して笑っている自分に気がつくことでしょう。

以上の瞑想のどれかをおこなったら、呼吸と体に意識を向けます。体の中で感じられる感謝と喜びの感覚とともにいられるかどうか確かめてください。そういった感覚は、自身の魂と自由な心から生まれていることがわかるでしょう。感謝や喜びは訪れて来るのではなく、自分自身の中で生じるものなのです。瞑想の終わりに、「喜びはわたしの本質だ」ということを思い起こしましょう。

つながりと勇気を選ぶ瞑想

　他人とつながっている感じを勇気と結びつける人はあまりいないかもしれません。現代の文化では、危険を冒すことや自分のために立ち向かう意欲を勇気と同一視する傾向があります。それはそれでよいのですが、ほとんどの人に必要な勇気とは、自分に何が起きようと対処できるという感情なのです。この場合の勇気とは、飛行機から飛び降りたい、望むものを手に入れるために戦いたいといった意欲よりも、他人とのつながりを感じることに深く根差しています。人のために、あるいは人と一緒に行動しているとわかっていれば、勇気を持って人生に向き合うことが比較的容易になります。一方、恐れは、大抵、孤立感や孤独感、今経験していることに向き合っているのは自分だけだという気持ちなどに根差しています。

　日常の困難や痛み、病気、頭痛などに向き合うための勇気を本質的に強めるつながりの瞑想は数多くあります。

　　他の人や動物、自然などとの結びつきを感じたときの記憶を思い起こしてください。好意や愛情、感謝、親近感、あるいは大きなものの一部であると感じたときの記憶です。そのとき、体の中でどう感じたかを思い出し、今もその感覚を再経験できるか確かめてください。

　　1日の終わりにしばらく時間をとり、その日に交流した多くの人々について振り返ります。自然なつながりを感じた人、あるいは、つながりの感覚を強めたいと思う人に意識を留めましょう。それぞれの人に対し、心の中で「わたしと同じように、この人も健康でありたいと願っている。わたしと同じように、この人も幸せでありたいと願っている。わたしと同じように、この人も苦しみから解放されたいと願っている。わたしと同じように、平和を得たいと望んでいる」と言ってください。それぞれの人とのつながりを感じられるようになったら、好意的な願い「健康でありますように。幸せでありますように。苦しみから解放されますように。平和を得ますように」を付け加えましょう。この瞑想は、他人を許したり、友情を築いたり、コミュニティとの結び付きをもっと強く感じたりするための、有効な手段です。

　　勇気を選ぶために、自分にとって人生でもっとも大事な人々、あるいは自分が恐れるものに向き合うとき援助してくれる人々を思い浮かべてください。それぞれの人とのつながりを体の中で感じてください。好意や感謝、共感、あるいは責任感を感じたら、そのまま感じていきましょう。そして、その人たちのために行動し、その決意から自然に生まれる勇気を感じてみてください。

　　苦しんでいる人や励まし・支え・癒しを必要としている人のために日々の努力を捧げてください。その人を思い浮かべて、慈悲と、その人への善意を感じてみましょう。心の中で「今日のわたしの行動が誰々（その人の名前）の幸福と健康にいくらか貢献しますように」と繰り返します。その行動とその人の幸せのあいだに論理的な関係があるかどうかは問題ではありませ

ん。そのように献身するだけで自分自身の勇気に刺激を与え、その人とのつながりを強くするのです。

　大変な困難や苦痛を経験している人を思い浮かべてください。その人がそのような経験と向き合うために必要とした勇気を想像してみてください。その勇気をどう感じるか、あるいはその人に対する称賛を感じることを想像して、自分の体で感じましょう。その人も他の人たち同様、特別な勇気を持っているわけではありません。あなたにも通常の困難と同じように、桁はずれの困難に対処する強さも備わっているのです。心の中で「わたしと同じように、この人も恐れを経験する。わたしと同じように、疑いを持つ。そしてこの人と同じように、わたしも勇気と意欲を持って今日向き合うことができる」と繰り返しましょう。

　勇気を持って行動したとき、あるいは困難に対処して満足したときを思い出してください。このとき、体の中でどう感じたか思い出し、今その感じを再経験できるか確かめましょう。

　希望と勇気が刺激される瞑想ならば、かならず毎日実践して、1週間は続けましょう。勇気とつながりの種を植え栄養を与え、瞑想が徐々にどのように影響するか、観察してみてください。

その他のチッタ・バーヴァナ瞑想

　自分が成長させたいと望む心の状態のための瞑想も、創ることができます。ただ、チッタ・バーヴァナの2つの原則にはしたがってください。第1に、その心の状態を反映する具体的な言葉あるいは考え、正確にそう感じたときの記憶、自分の心の状態が自然に刺激される人・ものを思い浮かべること、第2に、これら思考・記憶・視覚化にともなう感情の状態に意識を向けることです。

チッタ・バーヴァナへの反応

　チッタ・バーヴァナ瞑想は、あらゆるヨーガの中でもっとも癒し効果の高いツールの一部ですが、多くの人たちにとって、初めのうちはとても不自然に感じられます。もしも偽りの感情を作っていたり、ただ体を動かしているだけのような気がしても心配は無用ですし、瞑想が機能していないと考えないでください。

　チッタ・バーヴァナ瞑想は、園芸に少し似ています。瞑想を体験し始めのころは、肯定的な感情の種を植えます。瞑想を繰り返す度に種に水をやり、その種が成長する環境を作り上げるのです。種が育っているあいだ、すぐに結果は見えないかもしれません。けれども世話を続けて時間が経つにつれて、種は力強く根を張り、土から芽を出すのです。

　これが、チッタ・バーヴァナ瞑想の効果の表れ方です。ある時点で、種が心に根を張って、思考や感情、行動の中に姿を現すのです。ですから、始めのうち瞑想が自然に感じられなくても心配しないでください。種をまき、栄養を与え、成長を見守りましょう。

プラティパクシャ・バーヴァナ
(心を反対方向へ動かす)：
痛みと難しい感情のための瞑想技術

　ある感覚や感情、あるいは考えを意識(または想像)して、つぎに意識的に注意をその正反対の感情へと移します。意識を何回か行き来させて、すべての経験を歓迎すると同時に今この瞬間どの経験に焦点をあてるかを選択する能力を育てます。

実践
- 感情的な回復力と、痛みと苦痛を変換する技を育てたいとき。
- ストレス、痛み、その他の難しい感情の症状がでているとき。
- 好きなだけ、あるいは必要なだけおこなってください。

　プラティパクシャ・バーヴァナ瞑想は、物事をどのように経験するかを決めている注意力と想像力を明らかにし、かつそれらを強化します。
　この瞑想のねらいは、心が安全な場所だと知るための手助けです。人には何が起きても対処する内的な力がそなわっており、思考や感情には翻弄されません。
　この瞑想はやりがいがあります。少しずつステップを進めていくと、しだいに、瞑想による慰めや自信がましていきます。シャマタ(心と仲良くなる)を定期的におこなうと、この瞑想の基盤が強化されます。
　プラティパクシャ・バーヴァナは、思考・感覚・感情を転換する能力を築く予防技術から始めます。つぎに、痛みと難しい感情を経験しているときに使う治療技術として使います。しかしながら、まだ手の施しようのないほどでないときに予防技術を実践することが、非常に重要です。もっとも必要とするときが来る前に、瞑想による慰めや瞑想技術を高め、痛みと苦痛がもっと深刻になってから初めて、学ぼうとしなくてすむようにしましょう。

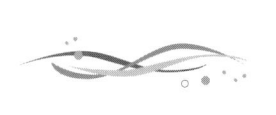

予防エクササイズ
逆を探求する

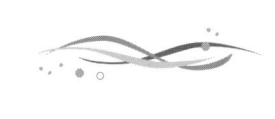

　この形のプラティパクシャ・バーヴァナ瞑想は、具体的に強い感情や感覚を持っていないときに、痛みや苦痛を転換する能力を築きたいと思ったら、おこなってください。
　座って、あるいは横になって心地よい体勢になり、2、3分間体の力を抜いて、呼吸に身をゆだねましょう。準備ができたら、つぎに挙げる正反対の心身状態の組み合わせの感情、またはイメー

ジに意識を集中します。このエクササイズの完全な主導権は自分が握っていることを忘れないでください。どの組み合わせを探求してどの組み合わせを省くかは、自由に選んでください。瞑想の焦点はいつでも変えられます。

正反対の身体的感覚

- 軽さと重さ
- 静止と動き
- 暖かさと冷たさ
- 不快さと快適さ
- 緊張と弛緩

　まず組み合わせを1つ選んでください。組み合わせの前者について、「今この状態を感じている部分が体のどこかにあるだろうか。どんなふうに感じるだろうか。どこに感じるだろうか」と自問してください。今感じていなければ、その感じの記憶を思い浮かべましょう。どんな感じだったか、そのときの感覚や思考、感情を思い出してください。感じられたら反対の状態についても同様におこないます。つぎに再び最初の状態にもどって感じ、また2番目に換えて、その状態を感じます。何度でも好きなだけ、交互に転換しておこなってください。相反する状態を同時に感じることも、可能だと気づくかもしれません。それぞれの組み合わせについては、両方の状態を解き放ってから、あるいは一方を選んで休んでから、つぎの組み合わせに取り掛かってください。
　好きなだけ多くの組み合わせを探求し終えたら、注意や経験をコントロールしようとせず、あるがままに体を意識して休んでください。今この瞬間、体がどう感じているか、心が自然と惹かれるものは何かに気づいてください。ここでエクササイズを終えても、反対の心の状態へと移ってもかまいません。
　体内の正反対の感覚に取り組むと、とりわけ肉体的な痛みに働きかける助けとなります。続けるにつれて、痛みがあるときに別の感覚を意識する心の訓練になるでしょう。

正反対の心の状態

　正反対の心ということになると、組み合わせの一方は、もう一方よりもはるかに喜ばしい性質である傾向があります。日常生活の大部分では、おそらく不愉快な状況を避けようとしがちでしょう。それでも招かれざるその状況は、不意に現れます。それなのにこのような考えや感情を意図的に体験するなんて、ばかげている、あるいは、恐ろしいとさえ思うかもしれません。ですが人はいつも、自覚した意識なしにそうしているのです。心が過去や未来へとさまよう度に本物の強力な感情を作り出していますが、その感情はその瞬間、現実に起きていることとは何の関係もありません。そのようにして、つかの間の考えにその都度引っ張られるがままになっていたら、心は安全な場所などではなく、地雷原のように思えるでしょう。
　心の別の状態を意識的に探求する訓練をすると、心の状態を恐れない方法や圧倒されない方法を学ぶことができるのです。つかの間の印象に過ぎないことを知り、過ぎてゆく事象であり、

自分を定義したり制御したりするものではないことがわかるでしょう。正反対の状態のあいだを行ったり来たりし続けていると、自分自身の中に心を観察し、導くことのできる内なる知恵の存在を知るようになるでしょう。

- 落ち着きとストレス
- 幸福と悲しみ
- 感謝と怒り
- 希望と失望
- 愛と孤独
- 勇気と恐怖
- 自信と自己批判

　もっとも脅威を感じない組み合わせから始めてください。それぞれの状態について、最初に「この状態を感じているかどうか。心身のどこかで感じているだろうか」と自問します。もし感じられれば、どのように感じるか自問しましょう。感じられなければ、感じたときの記憶、あるいはその状態をどう感じたかという記憶を思い起こします。そのような記憶を思い浮かべたら、その心の状態を体の中でどう感じるかを意識してみてください。

　しばらくしたら逆の状態について、同様のプロセスを再度おこないます。こんどは心身のどこかに、その状態を感じるでしょうか。そのように感じたときのことを思い出せるでしょうか。心を「不快な」方へ向けるときは自分をやさしく扱い、癒しの方へいつでも転換できることを忘れないでください。

　感じたときのことを思い出す場合は、起きたことやなぜこのように感じたかの理由について、考えをいろいろ迷わせないようにしましょう。感情を刺激するためだけに記憶を利用し、筋書きは消して、その感情の状態を味わっていきます。筋書きにとらわれていることに自分に気づいたら、シャマタ（体と仲良くなる）のエクササイズを思い出しましょう。息を吸ったりはいたりするとどう感じるかに意識を向けて、思考を手放してください。

　心地よさの少ない方を探求し終わったら、心地よい方の状態に転換します。一方の状態がもう一方よりも手離し難いかどうか、注意してみてください。意識しておこなっていると、心身の状態をもっと簡単に、速く変化させられるようになります。しばらく肯定的な感じの中で休み、体の中でそれを感じていきましょう。最後は、今この瞬間に体で感じている感覚と呼吸にもどってください。

　好きなだけ多くの組み合わせを探求し終えたら（通常、1つの組み合わせだけでも十分です）、体と心をただ意識して休みます。注意や経験をコントロールしようとしないでください。今この瞬間、体がどう感じているか、心が自然と惹かれるものは何かを意識します。このエクササイズから得られて自分自身に対しての観察と洞察について意識してみましょう。この瞑想によって強烈な記憶や感情、洞察が引き起こされたら、しばらく時間をとってそれを書き留めたり、誰か信頼する人とその経験を共有すると役に立つでしょう。

変容のエクササイズ：癒しを選ぶ

痛みや困難な感情に苦しんでいるときに、このプラティパクシャ・バーヴァナ瞑想を利用します。

心地よさと安心、そして大切にされていると感じられる体勢で始めます。可能なリラクゼーションポーズについては第6章を参照してください。

肉体的・感情的痛みとともに存在する

このエクササイズで重要なことの1つは、変容したい心身の状態を最初に自分に感じさせることです。変容とは、抑圧することと同じではありません。自分が感じていることを遮断しようとすると、むしろ強く感じるようになるでしょう。そこで、現在の状態から始めます。今、心と体の中では何が起きているでしょうか。痛みや苦しみの原因となっているものも含め、どんな感覚・思考・感情も意識してください。ちょうど息が体を出入りするときに感じる呼吸に意識を向けるのと同じように、心身に訪れたり、去っていったりするそれらの感覚・思考・感情に注意を払いましょう。

どんな感情であってもそれを受け入れる器になってください。だからといって感情の筋書きにとらわれて、そんなふうに感じる理由や意味について考える必要はありません。その代わり、体と呼吸とともに存在して、痛みや感情がどのように感じられるかだけを意識してください。これだけおこなわなければならない、と定められた時間の長さはありません。10呼吸で十分な場合もあり、10分間が適していることもあるでしょう。ここで求めるものは、感じるものを受け入れる、できれば歓迎する感覚です。自分はもはや抵抗していない、または遮断しようとはしていないと感じたら、つぎの段階に進む準備ができています。

逆を選ぶ

「この痛み（ストレス、疲労、怒り、恐怖など）が完全になくなったら、その代わりに何を感じたり考えたりするだろうか。どんな心身状態だと今感じているものが癒されるのだろうか」と自問してください。その答え（心地よさ、癒される温かさ、エネルギー、受容、許し、感謝、勇気など）が瞑想の焦点になります。探求する逆の対象は2つ以上選ぶこともできますが、1度に焦点を当てるのは1つです。

逆を作る

逆の状態がどう感じられたかという記憶を思い起こしてください。感じたときの具体的な記憶でも、どのように感じたかという記憶だけでもかまいません。そこにイメージや人物、マントラなど、自身の中でその感じが自然と刺激されるものがあれば、そこに焦点を当ててもかまいません。

心の状態にしたがって体の感覚を感じ、心身ともにその感覚に浸ってください。このプロセスに好きなだけ長く滞まってみてください。

逆を歓迎する

　瞑想の終わりに、今この瞬間感じていることに注意をもどします。考えたり感じていることをコントロールしようとする試みは忘れてください。今この瞬間、自分に存在していることだけに意識を向けてください。以前よりも落ち着いてリラックスしている自分に気がつくでしょう。正反対の組み合わせの一方がもどってくるのに気づくかもしれません。どんな思考や感情も強制したり抵抗しないようにします。最後に、自分にはどんな感覚・思考・感情も制御する強さがあり、癒しを選ぶ自由があるという自分自身を認めて、この瞑想を終了します。。

ジムのケース：痛みの正反対の感覚を利用する

　米国の陸軍退役軍人であるジムは、イラクからもどったばかりで、道路脇の爆発で左腕を無くしていました。切断手術の2か月後、ジムは、左腕が体の一部としてまだある感覚をときどき感じていました。残念なことに、その腕をコントロールできる感覚はまったくありません。その実体のない腕を意識すると、そこには緊張と、不快なものを感じました。まもなくその緊張は筋けいれんのような痛みになり、熱を持ってズキズキするようになりました。

　ジムは、市民生活への復帰を助ける集中リハビリプログラムを受けていました。プログラムの一部として、幻の腕の痛みに対処するために視覚化の方法を学んでいたのです。ある方法は、プラティパクシャ・バーヴァナ瞑想とよく似た正反対の原理を利用したものでした。

　ジムが習ったのは、幻の左腕の痛みの正反対として、痛みのない右腕の感覚を利用することでした。幻の腕に意識が向いたとき、右腕のリラックスした感覚と冷たさに注意を集中させます。そうして右腕の感覚を意識しながら、幻の腕が緩んで力が抜けると想像します。つぎに右腕を動かして、動かしながらその軽さと簡単に動く感じに意識を集中させます。そのつぎは右腕を動かしながら、幻の腕が簡単に動いていると想像します。最後に、幻の腕を伸ばしてから体の脇で手を緩めて筋肉の緊張を解き、リラックスしていると想像して終えました。

　この瞑想は、大抵は幻の腕の痛みをやわらげるのを助け、数か月のコースで、ジムは幻の痛みから解放されるようになっていました。

　このような瞑想法は、現在、腕の幻肢痛だけでなく多様な慢性疼痛について、多くの臨床現場で研究されています。想像力が痛み治療の強力な道具であり、脳内の痛みプロセスを実際に変えることにつながることを、研究者たちは発見しつつあります（2008年、MacIver、他）。

　痛みを感じているとき、意識を向けることのできる逆の感覚は何でしょうか。その感覚が体の痛い部分へ広がると想像できるでしょうか。このような方法は習得に時間がかかりますが、自由な心を持っていれば、想像によって本質的な変容へと導かれることがわかるでしょう。

まとめ

これで個人別ヨーガプログラムを作る準備が整いました。自分の体と心を支え、自分の生活に適した癒しのヨーガエクササイズを構築するのに必要な道具は、すべて習得しました。つぎの章では、体と仲良くなる方法、呼吸法、体を動かす、リラクゼーション、瞑想から、気に入ったものにまとめる方法を紹介します。

Chapter
8

個人別ヨーガ
プログラム
Your Personal Yoga Program

　個人用のヨーガエクササイズをつくることは、健康と幸福を確実に経験するために最適な方法です。本章は、つぎに挙げる4タイプの異なるエクササイズを含む、個人別ヨーガプログラムをまとめるのに役立つでしょう。
  1. ほんの2、3分でできる、心と体と魂を再統合する"ホーム"エクササイズ。
  2. 1日を始める、または終えるヨーガ儀式。
  3. 生命力や回復力、知恵、喜びを育てる、長めの予防のためのエクササイズ。
  4. 肉体的な痛みを覚えたり、疲れ切ったり、感情的に圧倒されたときのための、癒しの治療的エクササイズ。

このタイプのエクササイズの1つが、他のものよりも、生活において効果的な可能性があり、その場合、そのエクササイズ1つに絞って実践してもかまいません。あるいは、4タイプ全部を生活の一部に取り入れてもよいでしょう。ヨーガは、時間をかける必要も、毎日同じ方法でおこなう必要もありません。ごく短時間だけやりたい日もあれば、30分以上おこなう時間のある日もあるでしょう。体力があるように感じる日もあれば、穏やかなものが必要な日もあるでしょう。この4タイプによって多くの選択肢が与えられるので、いつでも自分の必要に応じたエクササイズを選べます。

　それぞれのタイプについて、個人用プログラムの作成指針とエクササイズの例を示しました。1つのヨーガエクササイズをまとめるとき、自分自身の判断を信じるのは気が進まないかもしれません。教え子たちにも、自分用のヨーガプログラムを作れるほどヨーガについて知っているとは思えないし、「正しい」エクササイズを1つ習得したいのだとしばしば訴えられます。同じように感じる場合、エクササイズ例の実践から始めてください。異なるエクササイズを深めていくうちに、1つだけ正しいという方法も魔法のような方法もないことに、すぐ気づくはずです。自身の体と内なる知恵を信じてください。あなただけに完全に適合する、世界に1つしか存在しないヨーガエクササイズを、喜びを持って創作しましょう。

自宅用エクササイズ（"インスタント"ヨーガ）

　自宅用エクササイズは、心・体・魂を再統合するのを助けるヨーガエクササイズの1つです。これは、今この瞬間、自身を体と呼吸にもどし、ストレスや痛み、苦しみをなくすのを助けるものです。実践すれば、すぐに気分が良くなるエクササイズです。長くても2、3分確保するだけで実践でき、大げさな宣言も準備も必要なく、どこででもおこなえます。本書中で学んだうちのどれでも自宅用エクササイズとなりえるし、あるいは学んだものから独自に作り変えたものでも、利用可能です。1日のうちで必要なときにいつでも実際に利用できるということが、もっとも重要なのです。

自宅用エクササイズを作る

　心・体・魂の再統合を助けるエクササイズの例をいくつか挙げます。
- 意識呼吸の実践 (p.26)
- 喜びの呼吸 (p.40)
- 太陽呼吸 (p.80)
- 支えを用いた逆位 (p.106)
- シャマタ（心と仲良くなる）(p.123)
- お気に入りのマントラをもちいたマントラ瞑想 (p.126)
- 「わたしはすでに完全であり、すでに癒されている」や、「わたしが知るべきことが何かあるだろうか」などお気に入りの瞑想や、お気に入りの導入のための問い

自分の自宅用エクササイズを選ぶ

　1つのエクササイズだけ選ぶことが、本当に重要なことなのでしょうか。答えは「イエス」です。時間をかけて投入する本人の意思とエネルギーが、エクササイズの癒し効果の一部を成します。そこには集中と継続が必要とされます。このエクササイズに対して帰郷感が強まるほど、癒しの源としても強力になります。時間が経つにつれ、思考と体はこのエクササイズをリラクゼーションや痛みの緩和、心の平和と結びつけることを習得するでしょう。そうなればこのエクササイズはもっと強力になり、即効性が発揮されるようになります。

　エクササイズを1つに決めると、忘れずに利用しやすくなります。多くの選択肢があってもそれぞれ2、3回ずつしか試すことがなければ、実際必要になったとき、どれも活用できずに終わるでしょう。しかし、心を落ち着け、エネルギーを回復させ、自分の本質を思い出させてくれるものを1つだけ知っていれば、自信を持って利用することができます。

　つぎに挙げる質問事項は、自分に適した自宅用エクササイズを見つける助けとなるでしょう。

- 幸福感や心の平和をもっとも早く感じられたのは、どのヨーガエクササイズですか。
- 本書で学んだもののうち、1つだけ残りの人生で実践できるとしたら、それはどれですか。
- 1日のうち、もっとも強いストレスや痛みを感じるのはいつですか。どんなことをしていることが多いか、どんな場所にいることが多いか、よく考えましょう。そういったときには、どんなヨーガエクササイズが納得してできますか。
- 体や心、呼吸、内なる知恵・喜びと再統合したとき、十分なくつろぎを感じますか。それらと再統合するためにもっとも簡単なエクササイズは何ですか。
- 本書でエクササイズを紹介した章を、第3章の呼吸エクササイズから読み返してください。説明にざっと目を通して、これまでに試したこと、これから試そうとしていることを全部思い起こしましょう。各章でとくに役立ったものはどれですか。もっとも魅力的だったのはどれでしたか。各章で、本能的に惹かれたエクササイズにしるしを付けてみましょう。そのエクササイズのもっとも簡単な変化型は何ですか。
- リラクゼーション、意識呼吸、あるいは瞑想の2、3分間、自身に意識を集中してください。つぎに「わたしの自宅用エクササイズは何だろうか」と自問します。内なる知恵を信じましょう。

　いくつかアイデアが浮かんだら、自宅用エクササイズとして1日に1つずつ、1週間試しましょう。生活の中でどれほど効果があるか、自分に問うてください。忘れずに利用できたでしょうか。できたときは、どのように感じましたか。1日の終わりにはどんな感じでしたか。

　1つの自宅用エクササイズを選んだら、最低1日に1度は実践してください。そうすると、そのエクササイズとのつながりが強くなり、いっそう強力な個人向けエクササイズになるでしょう。朝1番におこなう目覚めの儀式、あるいは寝る前におこなう日課の一部にしてもよいでしょう。思い出すきっかけとして、1時間ごとに鳴るアラーム音や電子メールのチェック音、毎食前など、外的なできごとを選んでもかまいません。何をするに決めたにせよ、自宅用エクササイズは生活の中で欠かさずおこないましょう。

ヨーガ儀式

　儀式には本質的に何らかの癒し効果があります。ヨーガを毎日の儀式にすると、ヨーガは、人生において目的・安定・意義の意味をもつようになります。ヨーガの儀式は、朝、1日の意思を整える方法として、あるいは夜、1日のストレスから解放し、回復睡眠の準備をする方法としておこなうことができます。

　ヨーガ儀式は自宅用エクササイズのインスタントヨーガよりもより型通りのものになりますが、それでも15分ほどの短時間で簡単におこなえるので、やめたいと思うことはまずないでしょう。もっとも重要なのは、ヨーガ儀式はヨーガを実践する理由を1つ1つ思い起こさせてくれる、ということです。自分に適したヨーガ儀式をおこなうと、毎日心と体は癒され、喜びと勇気ある生活にもどるでしょう。

　本書では、ヨーガを使って毎日のストレスや痛みと付き合う多くの人たちの例を紹介してきました。その例の大部分につぎのようなヨーガ儀式の特徴があります。

　ジェイソンのケース（第4章）　生活にもっとバランスを見出すことに専心するため、ジェイソンは朝の座禅を毎日の儀式にしました。

　グレッグのケース（第5章）　筋硬直を減らし、ひざと背中の痛みに対処するため、グレッグは15分間の動きのエクササイズを毎日仕事が終わった後におこないました。

　ミーガンのケース（第6章）　ミーガンは、不安への対処を助けるため、とくに痛みがあるとき、意識的なリラクゼーションを規則的におこなう生活の一部とすることにしました。

　ルイザのケース（第4章）　体と仲良くなるため、ルイザは慈悲の瞑想を毎日おこない、体への感謝リストをいつもベッド脇においておきました。毎晩寝るまえ、そのリストに1つ加えることが儀式でした。

　アンのケース（第3章）　アンは、不眠症を克服するため、毎晩寝るまえに、椅子に座った自由呼吸ストレッチをおこない、ベッドの中で視覚化呼吸をおこなって、睡眠の助けとしました。

自分だけの朝のヨーガ儀式を作る

　つぎに挙げるアイデアは、毎朝おこなう自分だけのヨーガ儀式を考え出す助けになるでしょう。

　呼吸と体に結びつくと、その日に向き合うエネルギーと情熱がいっそう湧いてきます。お気に入りの呼吸エクササイズをおこない、続けて第5章の連続2ポーズの組み合わせから好みにあったものを1つ以上おこないます。

シャマタ（心と仲良くなる）は、朝一番の実践に完璧な瞑想エクササイズです。そこで育まれる明確さと集中力は1日中継続し、健康と幸福を支える意識的な選択を助けます。

チッタ・バーヴァナ瞑想はその日の意図を明確にするための素晴らしい方法です。最初に焦点を当てようと決めたことが、その日1日の経験に影響をおよぼします。チッタ・バーヴァナ瞑想の中でもっとも惹かれるものはどれでしょうか。1つ選び、それをベッドの中で、あるいはベッドから出ておこなう朝の儀式にしましょう。

シャワーを浴びる・コーヒーをいれる・料理をするなど、すでに毎朝おこなっていることを1つ取り上げて、気に入ったマントラ瞑想をそこに付け加えましょう。

自分だけの夜のヨーガ儀式を作る

つぎに挙げるアイデアは、自分だけの夜のヨーガ儀式を考え出す刺激となるでしょう。

リラクゼーションは1日のストレスを解消し、夜ぐっすり眠るための準備をするのに役立ちます。気に入ったリストラティブヨーガのポーズを1つ以上選び、心の平和をもたらす瞑想または呼吸エクササイズを加えておこないましょう。

夜は体と仲良くなるのに素晴らしい時間です。第4章の熟考あるいは瞑想のうち、もっとも惹かれたものはどれでしたか。熟考の1つについて記録すること、または瞑想のうち1つを実践することを、毎晩の儀式にしましょう。

寝床で実践できるヨーガエクササイズは豊富にあり、その多くは寝付きを良くするのに役立ちます。就寝前エクササイズとして最良のものには、癒しの呼吸、体での呼吸、意識的なリラクゼーション、マントラ瞑想、チッタ・バーヴァナ瞑想、そして体の正反対の状態を見つけるプラティパクシャ・バーヴァナ瞑想などが挙げられます。

以下に、自分のヨーガ儀式を見つける助けとなる問いを挙げておきます。
- なぜヨーガエクササイズを始めることにしたのでしょうか。目的は何ですか。本書で学んだすべての実践内容のうち、もっとも役に立ったもの、あるいはその目的にかなうものはどれですか。
- 各章で試したエクササイズのうち、もっとも強く希望を感じられたのはどれでしょうか。もっとも強いエネルギーを感じたのはどれですか。そのエクササイズのどれか、あるいは全部をまとめて朝の儀式としておこなってみましょう。
- 本書中のエクササイズのうち、リラクゼーションと平和をもっとも強く感じられたのはどれで

したか。痛みやストレスからもっとも救われたのはどのエクササイズでしたか。そのエクササイズを夜の儀式としておこなってみましょう。
- 内なる知恵（心の案内役を果たし、体の声を聞き、平和の経験を選択する能力）ともっとも強く結びついた感じが得られたのは、どのエクササイズでしたか。そのエクササイズを朝または夜の儀式として実践してみましょう。
- 自然な喜び（感謝の気持ち・人生と向き合う意欲・何か大きいものと結びついているという感覚）ともっとも強く結びつく感じが得られたのは、どのエクササイズでしたか。そのエクササイズを朝または夜の儀式として実践してみましょう。
- リラクゼーション、意識呼吸、または瞑想の2、3分間で、自分に意識を集中させます。そうしたら、「わたしのヨーガ儀式は何だろうか」と自分に問いましょう。自分の内なる知恵を信じてください。

朝晩の儀式を記録すると役に立ちます。つぎのページの空白欄を利用して、自分だけの儀式を記録しましょう。

あなたの朝のヨーガ儀式

　毎朝おこなうヨーガ儀式は、人生において目的感・安定感・意義を与えてくれます。このページを使って、自分だけのエクササイズを考案したり、自分のエクササイズが心・体・魂に与える影響についての考えを記録したりしましょう。

　ヨーガエクササイズは喜びと情熱を持ち、長期間にわたって実践されたときにのみ、その恩恵の全容が明らかになる。

　　　　　　　　　　　　　　　——2世紀、パタンジャリのヨーガ・スートラ

あなたの夜のヨーガ儀式

夜のヨーガ 儀式は、1日をセルフケアと癒しで終えるための素晴らしい方法です。このページを使って、自分だけのエクササイズを考案したり、自分のエクササイズが心・体・魂に与える影響についての考えを記録したりしましょう。

完全な知恵と苦痛からの解放の実現は緩やかな過程でおこる。
　　　　　　　　　　　　　　　——2世紀、パタンジャリのヨーガ・スートラ

予防エクササイズ

　予防エクササイズはバランスのとれた長めのヨーガエクササイズであり、心・体・魂と自身とのつながりを深めます。呼吸のバランス、動き、リラクゼーション、瞑想などがこのエクササイズに含まれます。バランスのとれた長めのヨーガエクササイズは回復力や癒す力を養い、将来の痛みや苦しみから身を守ります。また、体力や可動域を増強し、体への気づきを高め、自然呼吸を楽にして、気分を高めてくれ、肉体的・感情的な幸福に長期的な改善をもたらしてくれます。長いエクササイズを毎日おこなう時間はないかもしれませんが、基本的には、定期的に、できれば1週間に最低2回はおこなってください。

予防エクササイズの例

　つぎに挙げる予防エクササイズの5つの例から1つ選んでおこなってもよいし、このセクションの最後にあるワークシートを使って、自分だけのエクササイズを自身で作ってもかまいません。

プラーナの流れエクササイズ

30-50分間

呼吸：一連の自由呼吸と手を当てた意識呼吸（10-15分間）。

動き：10-15分間

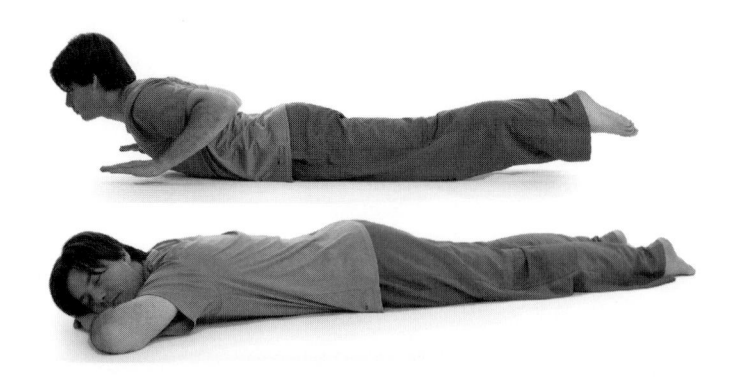

跳ね橋：流れとして5回おこないます。つぎに橋のポーズのまま5呼吸して、膝を胸に引き寄せるポーズで5呼吸します。膝を胸に引き寄せるポーズでは、呼吸のマントラ「ソゥ・フームー」を心の中で繰り返しましょう。

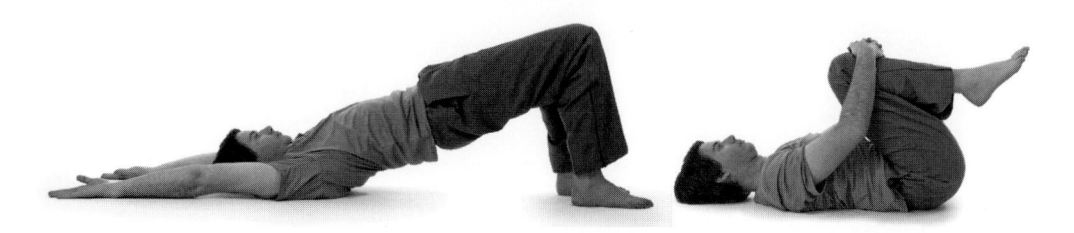

コブラのポーズ：流れとして10回おこないます。つぎにコブラのポーズのまま5呼吸して、休むコブラのポーズで5呼吸します。休むコブラのポーズのときに、呼吸のマントラ「ソゥ・フームー」を心の中で繰り返しましょう。

感謝のお辞儀：流れとして5回おこないます。つぎに下向きの犬のポーズのまま5呼吸したら、子どものポーズになって5呼吸します。子どものポーズでは、心の中で呼吸のマントラ「ソゥ・フームー」を繰り返しましょう。

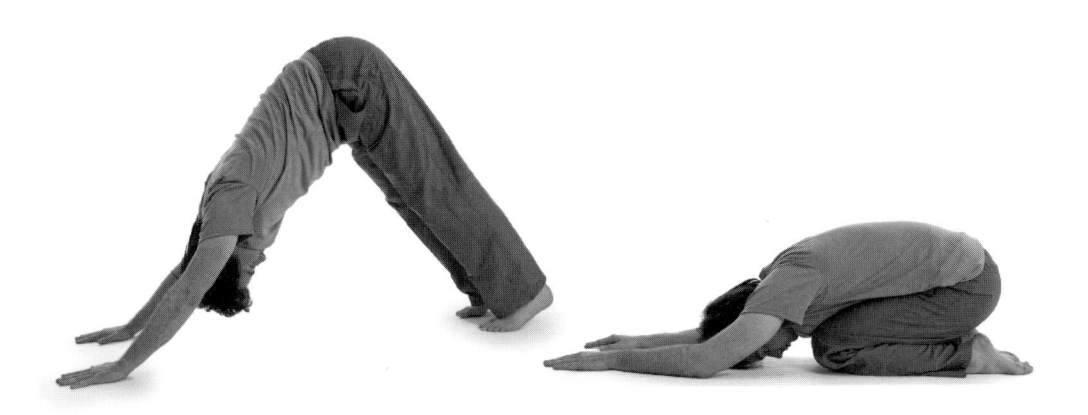

リラクゼーション：支えを用いた後屈のポーズ（2-5分間）、支えを用いた前屈（2-5分間）。

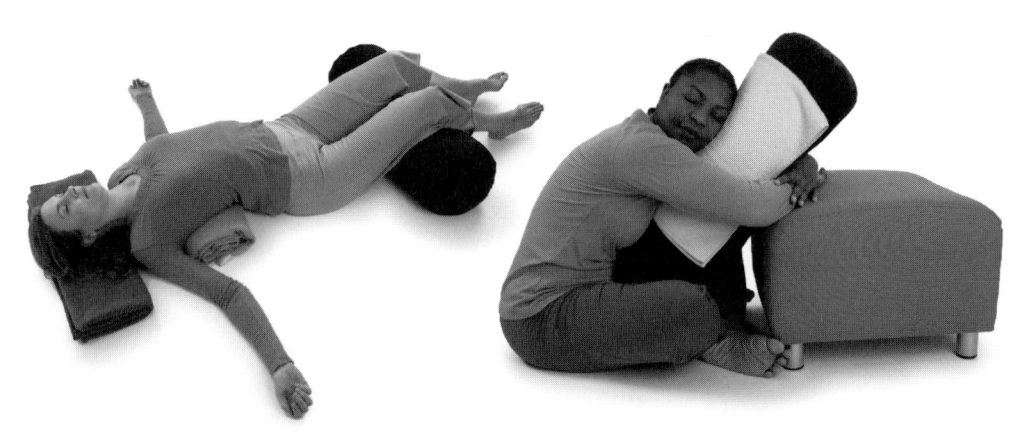

呼吸瞑想：リラクゼーションのポーズで体の呼吸（5-10分間）。

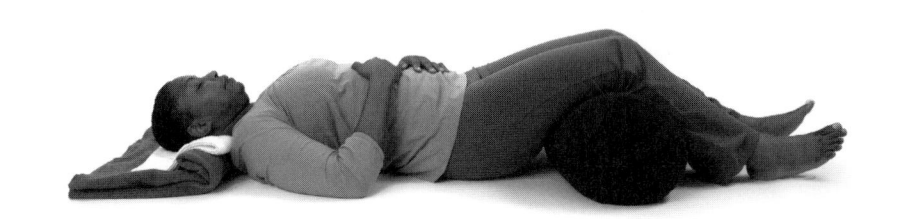

平和を選ぶエクササイズ
30-50分間

呼吸および瞑想：楽に座った姿勢またはリラクゼーションのポーズでの手を当てた意識呼吸。心の中で平和を求めるマントラ「オゥムー・シャーンティー・オゥムー」を繰り返して終えます（5分間）。

動き（15－20分間）：このシークエンスには心を落ち着かせる効果があり、流れを終えたあと、各流れの休息のポーズを維持することでその効果がうながされます。

太陽呼吸：流れとして5回おこないます。つぎに山のポーズをつくり、そのまま5呼吸します。最後に息を吸いながら、心の中で、または声に出して「オゥムー・シャーンティー・オゥムー」を繰り返しましょう。

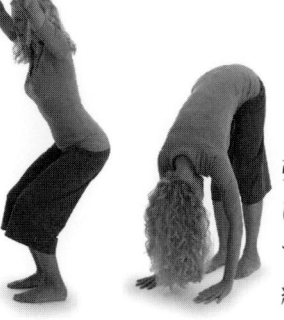

強さと降伏：流れとして5回おこないます。つぎに上体を前方に倒し、そのまま5呼吸します。最後に息を吸いながら、心の中で、または声に出して「オゥムー・シャーンティー・オゥムー」を繰り返しましょう。

感謝のお辞儀：流れとして5回おこないます。つぎに子どものポーズになって、そのまま5呼吸します。最後に息をはきながら、心の中で、または声に出して「オゥムー・シャーンティー・オゥムー」を繰り返しましょう。

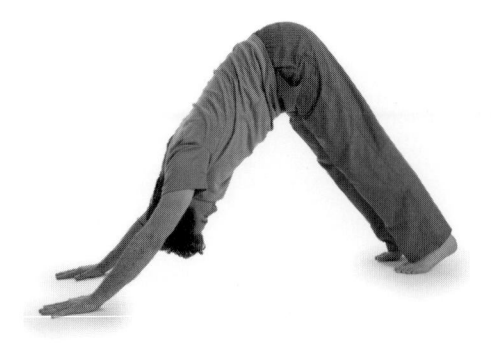

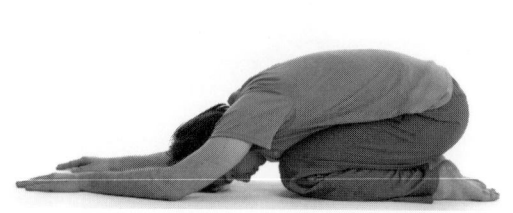

跳ね橋：流れとして5回おこないます。つぎに膝を胸に引き寄せるポーズをつくり、そのまま5呼吸します。最後に息をはきながら、心の中で、または声に出して「オゥムー・シャーンティー・オゥムー」を繰り返しましょう。

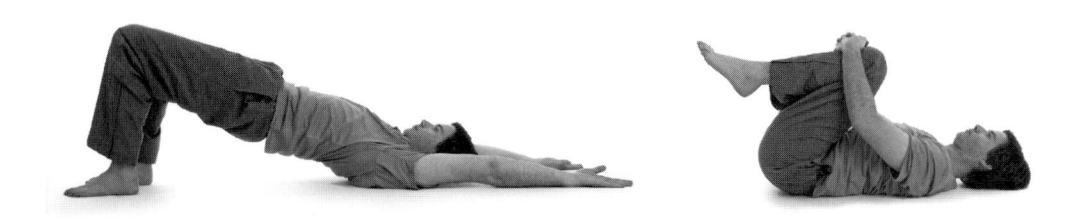

休息のねじり；右側と左側で各10呼吸します。各側の最後に息をはきながら、心の中で、または声に出して「オゥムー・シャーンティー・オゥムー」を繰り返しましょう。

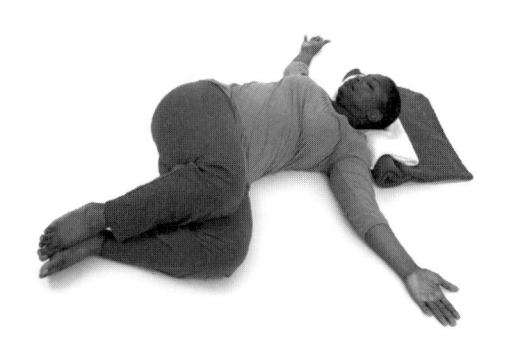

リラクゼーション：支えを用いた逆位で、5分間休みます。

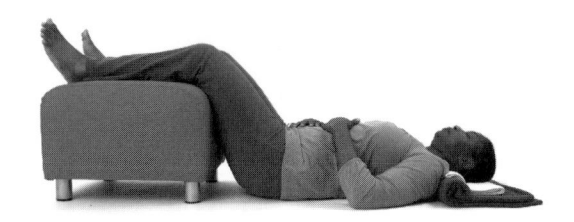

瞑想：楽な姿勢で座り、シャマタ（心と仲良くなる）を5-10分間。

勇気とつながりのエクササイズ
30-40分間

呼吸：自由呼吸ストレッチ　背骨の波、胸の拡張、側面のストレッチ、そのあとに手を当てた意識呼吸（全部で5分間）。

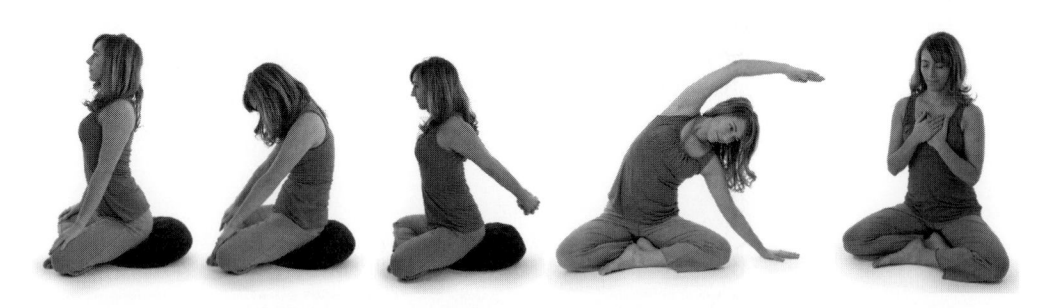

瞑想：自分にとって大切な人、あるいは支えや励ましを必要としている人に捧げる（1-2分間）。

動き：（すべてのポーズを流れとしてつなぐのではなく、各ポーズで静止、全部で15分間）山のポーズで5呼吸。太陽のポーズで5呼吸。

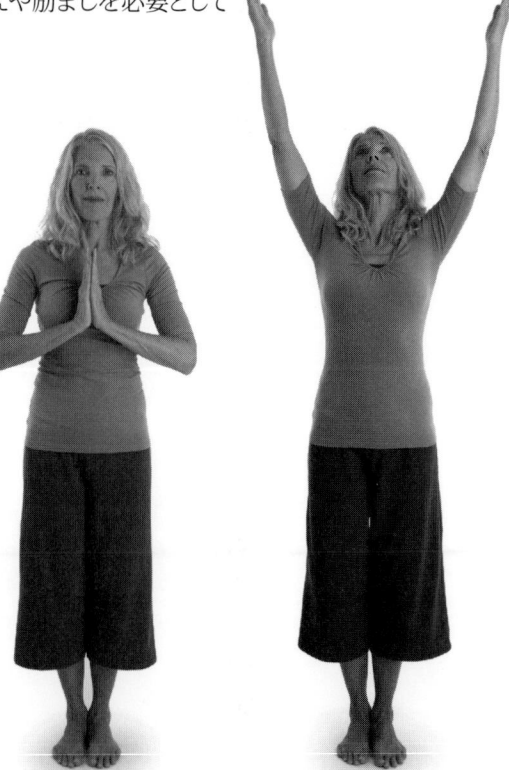

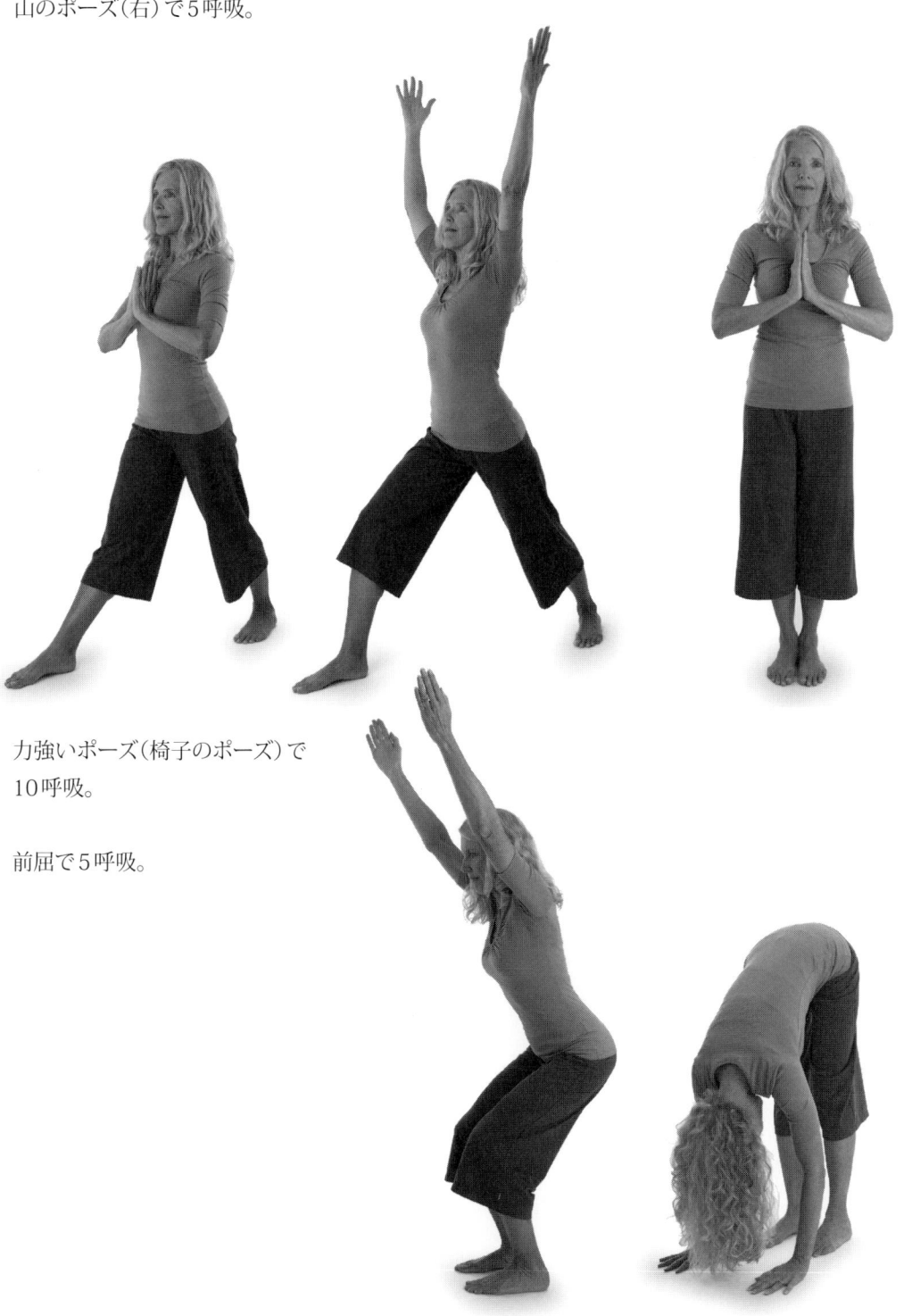

左右ともに、平和な戦士のポーズ（左）で5呼吸、勇敢な戦士のポーズ（中央）で10呼吸。
山のポーズ（右）で5呼吸。

力強いポーズ（椅子のポーズ）で
10呼吸。

前屈で5呼吸。

休むコブラのポーズで5呼吸。

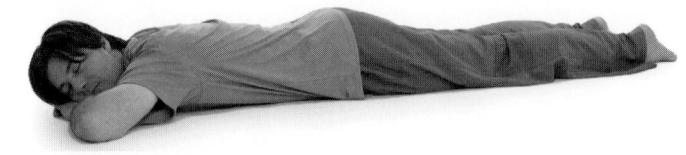

起き上がるコブラのポーズで10呼吸。

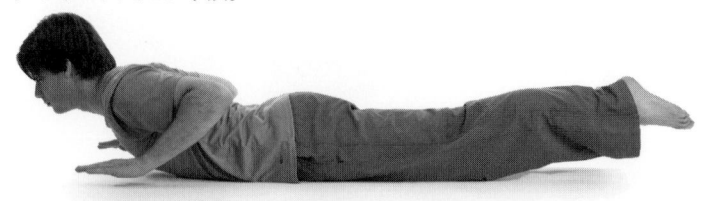

子どものポーズで10呼吸。

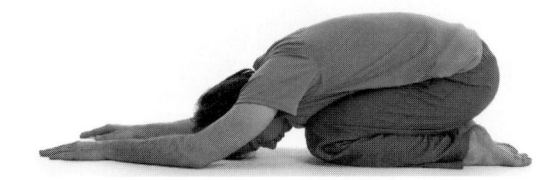

リラクゼーションおよび瞑想（10-15分間）：

支えを用いた合蹠（せき）のポーズで、つながりと勇気のためのチッタ・バーヴァナ瞑想（5分間）。

リラクゼーションのポーズでの休息（5-10分間）。

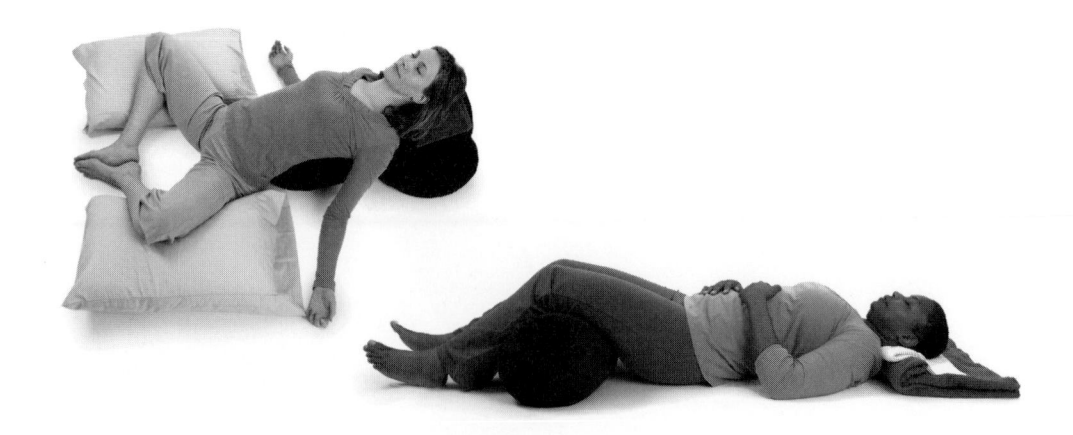

心身と仲良くなる

40-45分間

呼吸：喜びの呼吸に続けて、心・体・魂の慈悲の瞑想(5-10分間)。

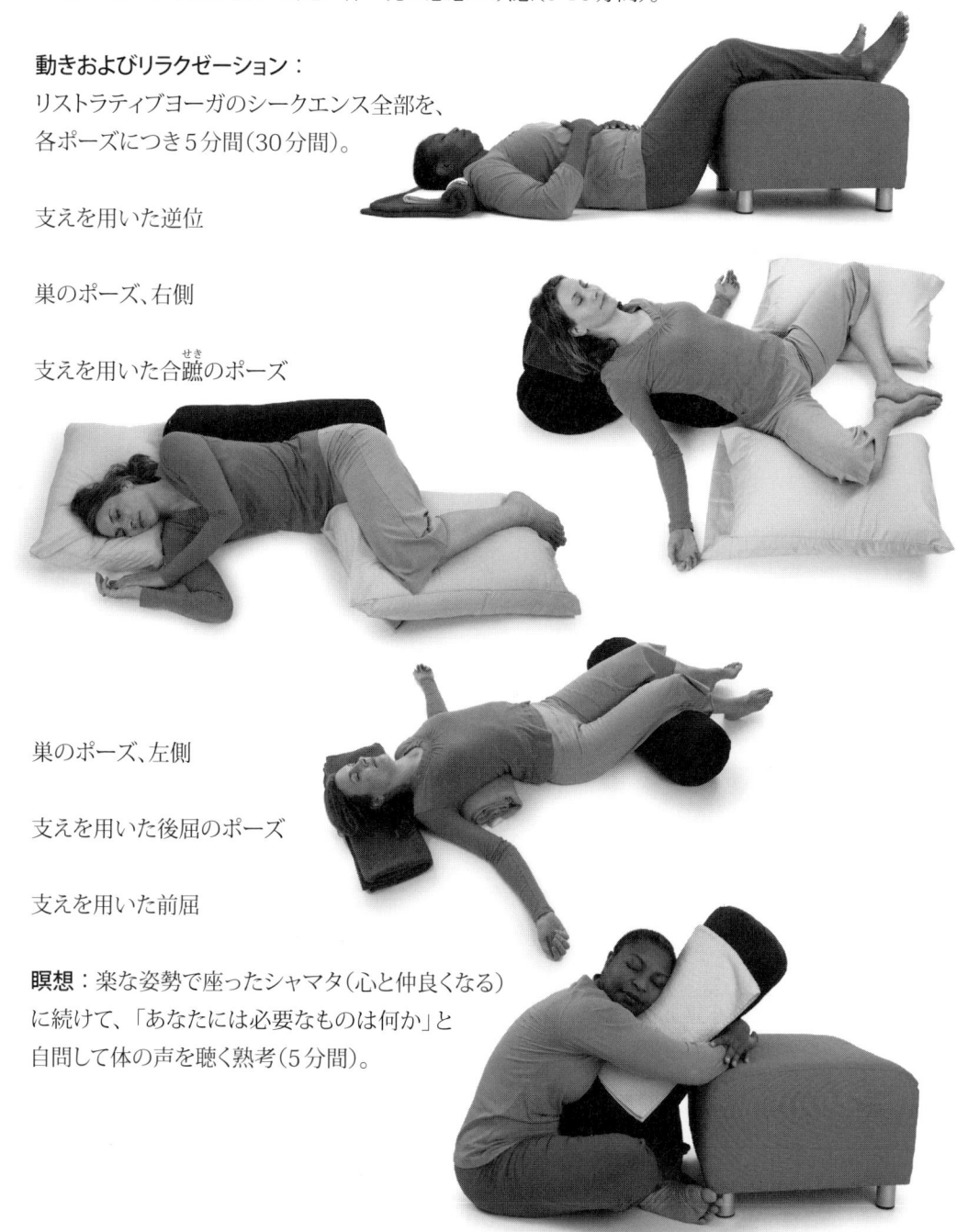

動きおよびリラクゼーション：
リストラティブヨーガのシークエンス全部を、
各ポーズにつき5分間(30分間)。

支えを用いた逆位

巣のポーズ、右側

支えを用いた合蹠(せき)のポーズ

巣のポーズ、左側

支えを用いた後屈のポーズ

支えを用いた前屈

瞑想：楽な姿勢で座ったシャマタ(心と仲良くなる)
に続けて、「あなたには必要なものは何か」と
自問して体の声を聴く熟考(5分間)。

バランスを見つける
50-60分間

呼吸：バランスをとる呼吸、その1（交互の鼻腔呼吸）を5分間。

瞑想：楽な姿勢で座り、シャマタ（心と仲良くなる）を5-10分間。

動き：第5章に示した全運動シークエンス（30分間）

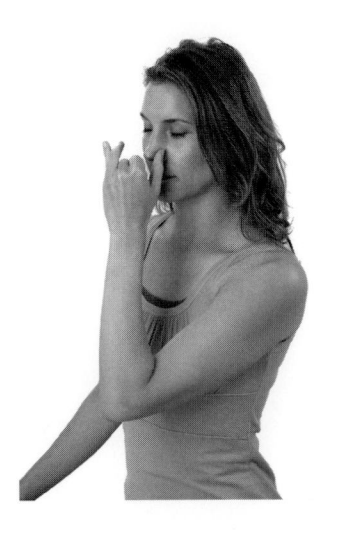

太陽呼吸（流れとして5回、つぎに各ポーズで5呼吸ずつ静止）

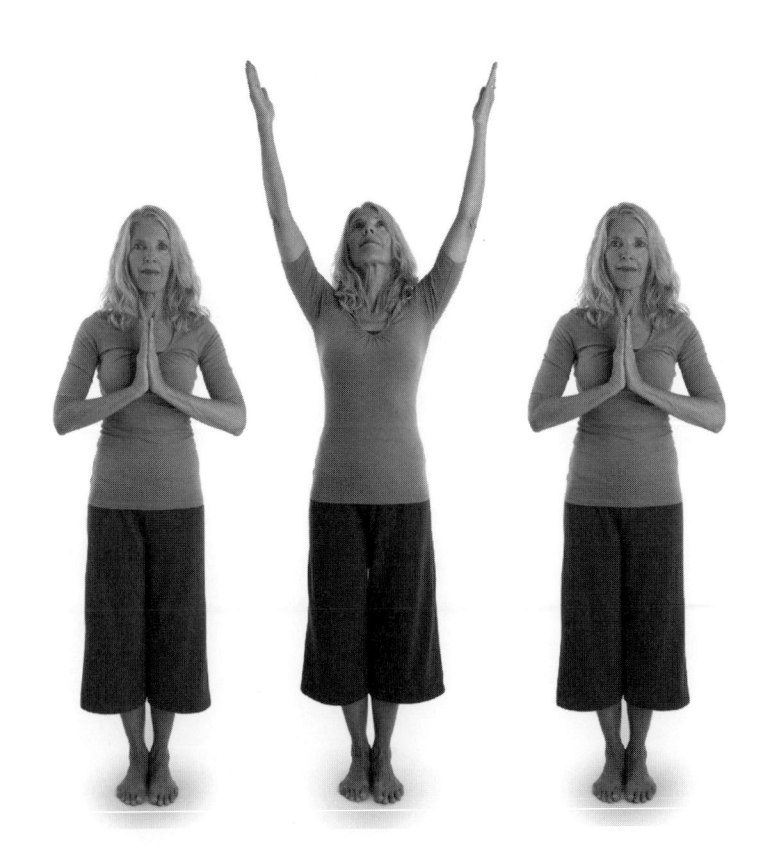

戦士のポーズ（流れとして５回、つぎに各ポーズを両側で５呼吸ずつ静止）

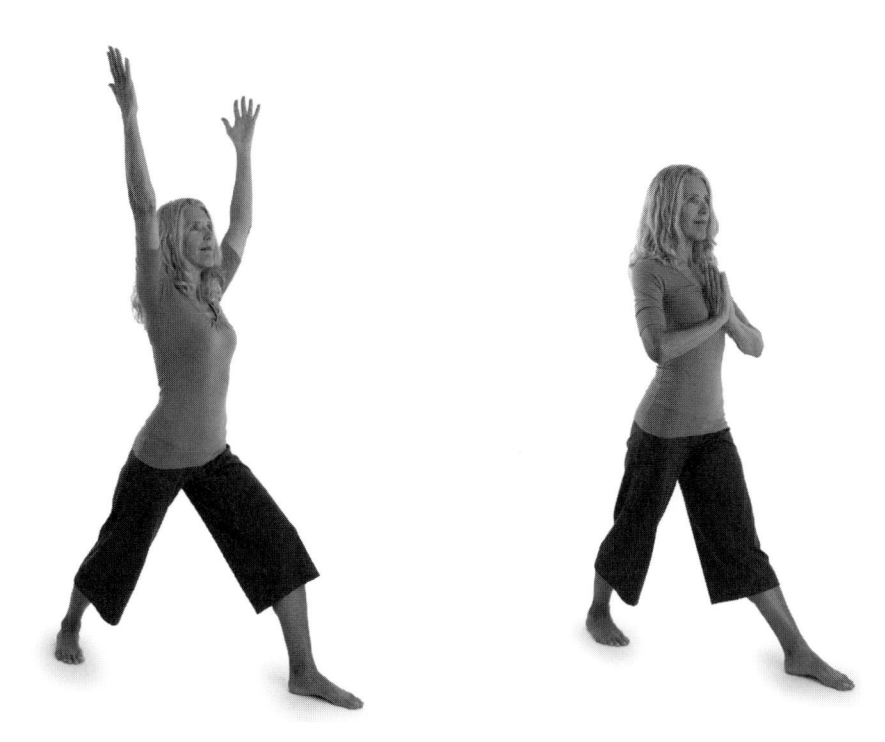

強さと降伏（流れとして５回、各ポーズで５呼吸ずつ静止）

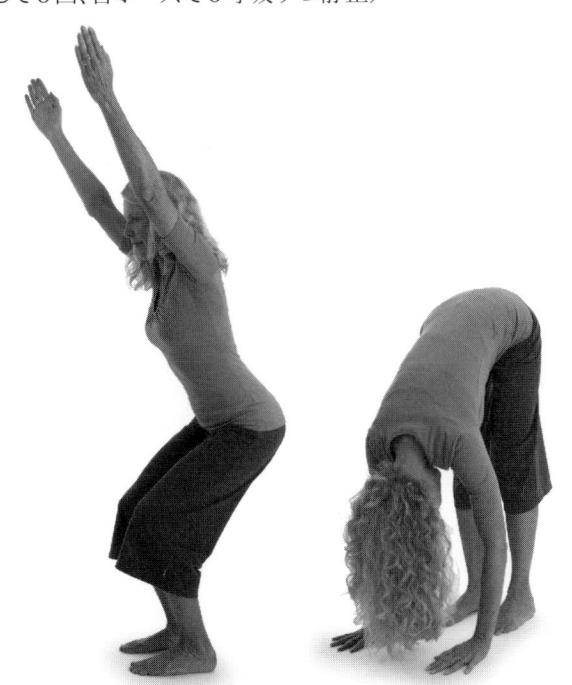

感謝のお辞儀（流れとして5回、各ポーズで5呼吸ずつ静止）

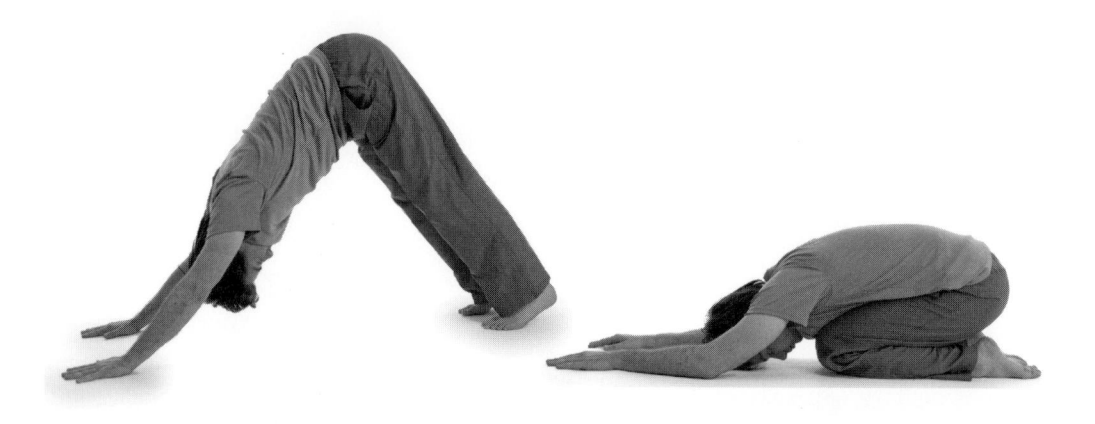

起き上がるコブラのポーズ（流れとして5回、各ポーズで5呼吸ずつ静止）

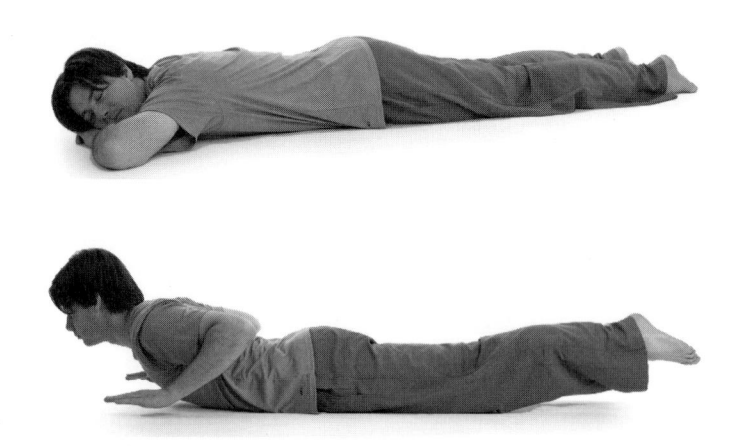

跳ね橋(流れとして5回、各ポーズで5呼吸ずつ静止)

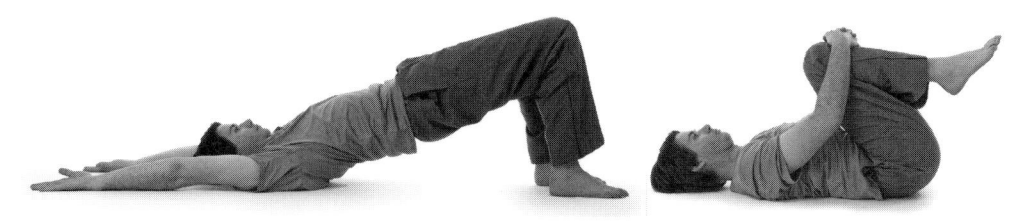

甘い夢(各ポーズを両側で5呼吸ずつ静止)

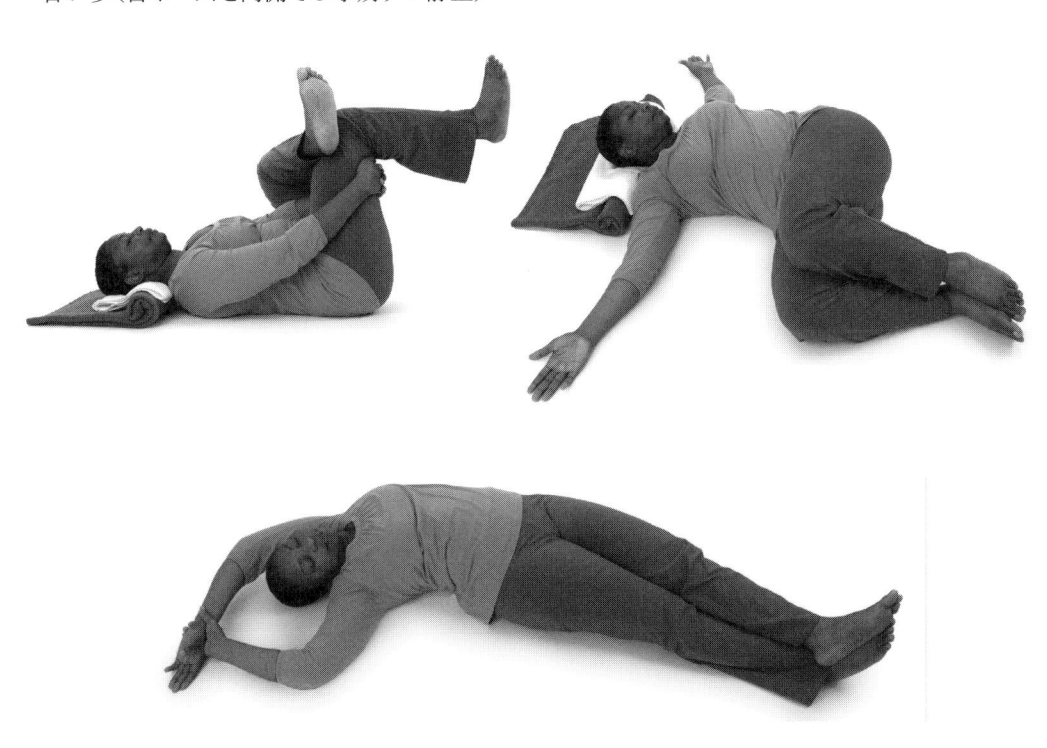

瞑想およびリラクゼーション(10分間):
リラクゼーションのポーズでプラティパクシャ・バーヴァナの予防エクササイズ
リラクゼーションのポーズでバランスをとる呼吸、その2(視覚化)

あなたの予防エクササイズ

　このページを使って、自分だけの予防エクササイズを考案しましょう。このワークシートのコピーを作ってエクササイズを修正したり、必要に応じて気分に合ったエクササイズをたくさん作ってもよいでしょう。

テーマ・名：このエクササイズの焦点は何ですか。

始まりの呼吸・瞑想エクササイズ：

動きのシークエンス：

終わりの瞑想・リラクゼーション・呼吸エクササイズ：

このエクササイズについてのメモ：このエクササイズによってどのように感じたでしょうか。エクササイズ中に重要な考えや洞察が湧いてきましたか。エクササイズをおこなう度にしばらく時間をとり、気づいたことやエクササイズに関する今後のアイデアを書き留めましょう。

治療的エクササイズ

途方に暮れたり疲れ切ったり、いつも以上の痛みで苦しいときに、拠り所があることは大事です。治療的エクササイズは、あなたを育て、慈しみ、ストレスと痛みから解放させてくれます。ヨーガとはおこなう「べき」だと考えるものではなく、痛みで苦しいとき、体と心が自然に惹きつけられるものなのです。

治療的エクササイズは好きなだけ短く、または長くおこなうことができます。長い予防エクササイズと異なり、呼吸のバランス・動き・リラクゼーション・瞑想エクササイズなどを包括している必要はありません。治療的エクササイズで必要なのは、自身を支えることだけです。

自分だけの治療的エクササイズを考案する際、つらいときに自分はどういう気分になっているかに注意を払ってください。このエクササイズは非常に魅力的であると同時に恐れをまったく感じさせず、途方に暮れたり疲れ切ったり、痛みで苦しいときでさえ、おこなうのが楽しみに思えるものでなくてはなりません。痛み・ストレス反応をもっとも遮断しそうな始めの呼吸・リラクゼーション・瞑想エクササイズを選び、好きなだけ長く続けてください。自身の準備がととのったら、そのときに残りのエクササイズへと進みます。

治療的エクササイズの例

つぎに紹介する5つの治療的エクササイズから1つ選んでおこなってもよいし、本章最後のワークシートをもちいて、自分だけのエクササイズを作ってもかまいません。

支えを受けとる

各ポーズを好きなだけ維持します。

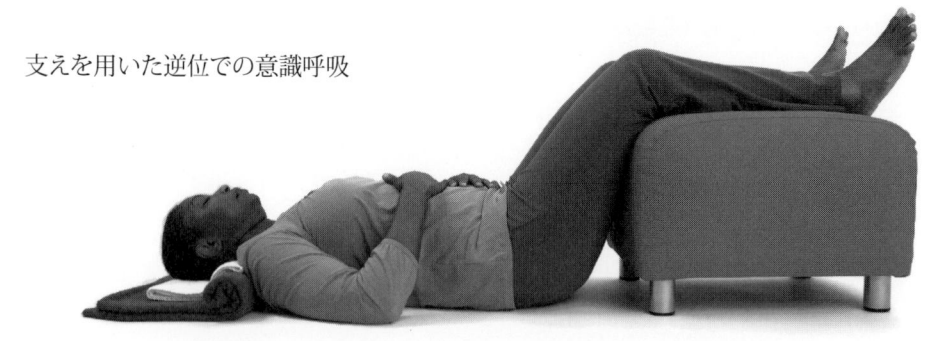

支えを用いた逆位での意識呼吸

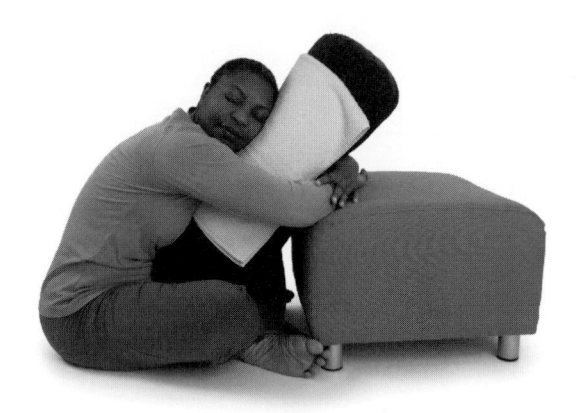

支えを用いた前屈

支えを用いた合蹠(せき)のポーズでの感謝の熟考

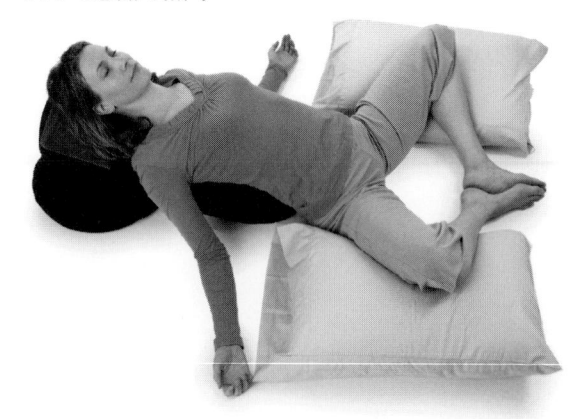

甘い夢

リラクゼーションのポーズでの意識呼吸で好きなだけ長く休む。

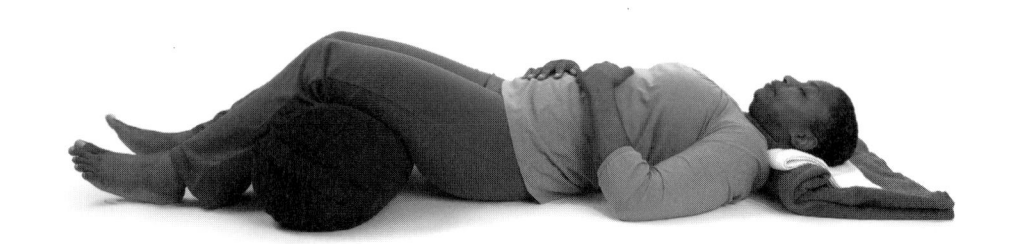

甘い夢の動きのシークエンス　ゆりかごのポーズを左右両側で10呼吸ずつ。休息のねじりを左右両側で10呼吸ずつ。半月のポーズを左右両側で10呼吸ずつ。

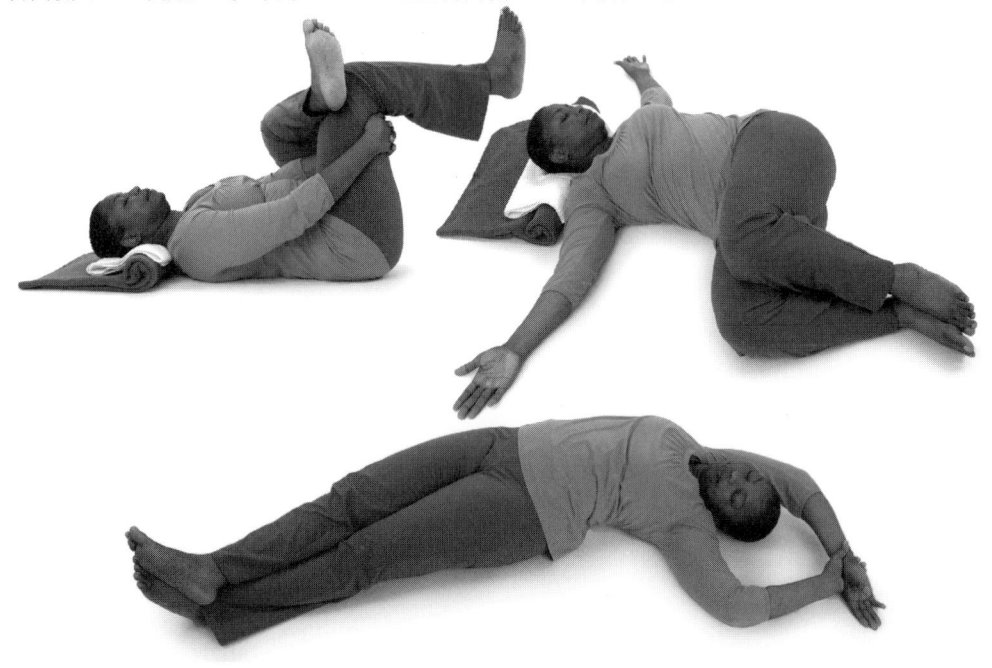

巣のポーズを左右両側で好きなだけ静止。

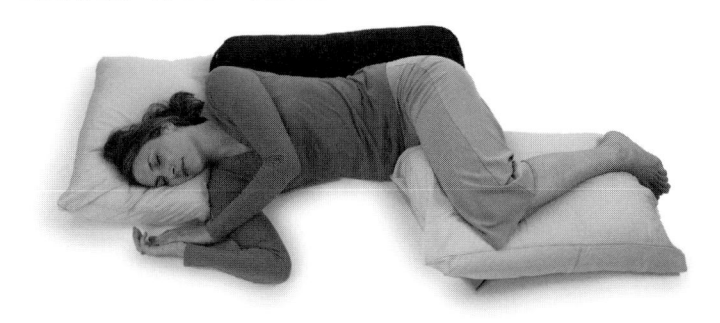

呼吸で癒す

手を当てた意識呼吸で一連の自然呼吸ストレッチ全部(p.30を参照)。

喜びの呼吸を10呼吸。

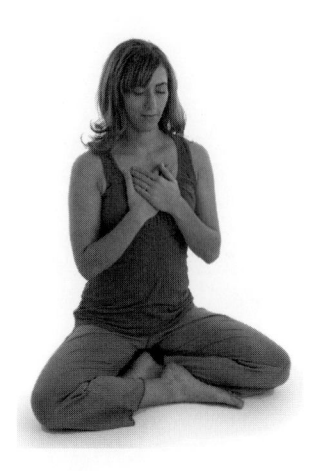

リラクゼーションのポーズになり、体への感謝瞑想を体での呼吸と組み合わせる。
リラクゼーションのポーズで好きなだけ長く休む。

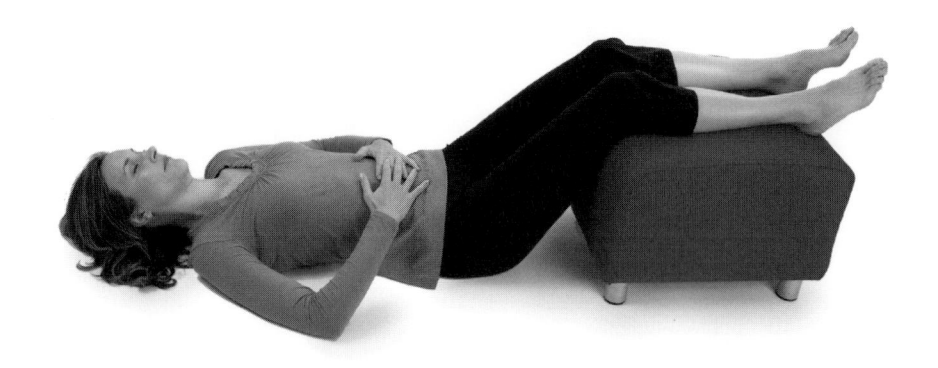

苦痛からの解放

意識呼吸をしながらリラクゼーションのポーズで、好きなだけ長く休む。

　リラクゼーションのポーズでの癒しの呼吸。このときに呼吸を数える、または心の中でのマントラ瞑想（息を吸いながら「オゥムー」、息をはきながら「オゥムー・マーニー・パードメィ・フームー」）を利用する。

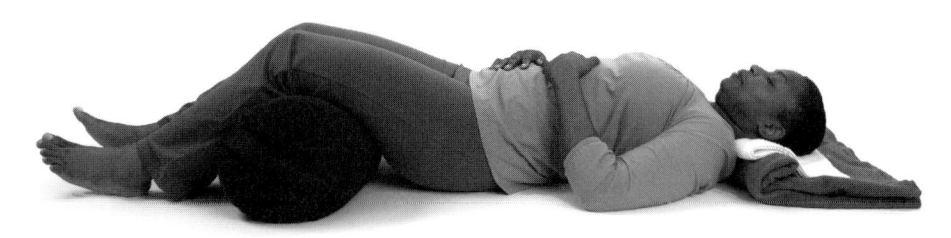

　緩やかな動き　膝を胸に引き寄せるポーズで10呼吸し、つぎに5呼吸休む。ゆりかごのポーズを片側で10呼吸し、5呼吸休む。つぎにもう片側で10呼吸し、5呼吸休む。座った側面のストレッチを両側で10呼吸ずつ。座った前屈または子どものポーズで10呼吸。

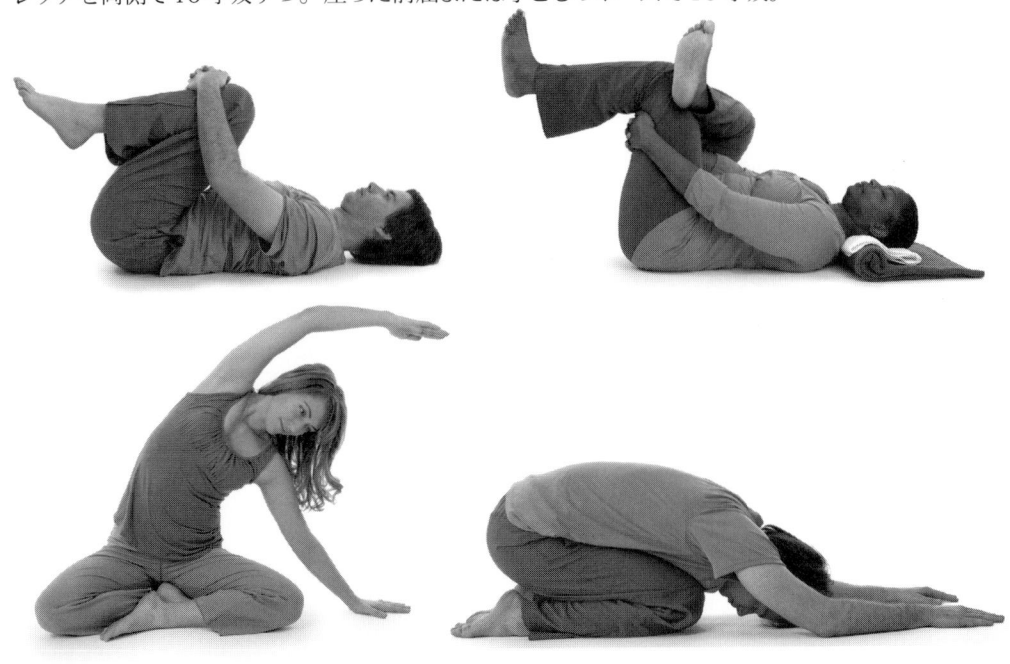

「この痛みから自由でありますように」「苦しみから自由でありますように」の句を唱えながら、支えを用いた逆位での瞑想。

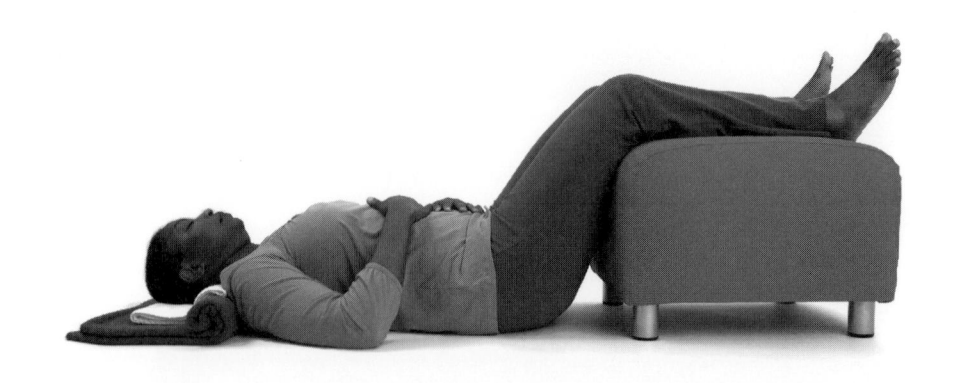

痛みと仲良くなる

リラクゼーションのポーズでの意識呼吸で好きなだけ長く休む。

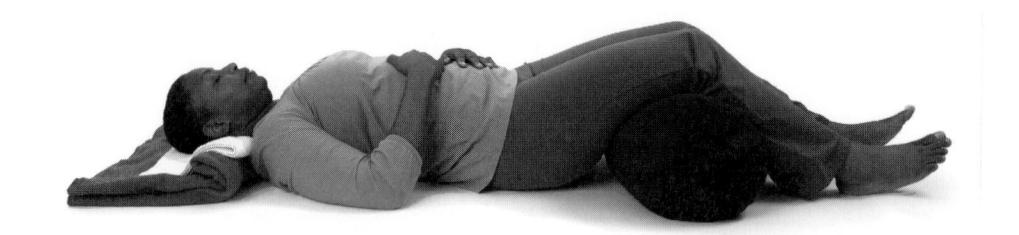

リラクゼーションのポーズでのプラティパクシャ・バーヴァナの治療的瞑想エクササイズ。

体の声を聴く熟考。「あなたには何が必要なのだろうか」、「わたしが知るべきことがあるだろうか」など。

あなたの治療的エクササイズ

　このページを使って、自分だけの治療的エクササイズを考案しましょう。このワークシートのコピーを作ってエクササイズを修正したり、必要に応じて、あるいは、気分に合ったエクササイズをたくさん作ってもよいでしょう。

始め：痛みがあったり、ストレスを受けたり、エネルギーが低いようなとき、どの緩やかなエクササイズに魅力を感じ、惹かれるでしょうか。

_____
_____
_____
_____
_____

癒しを支える呼吸・動き・リラクゼーション・瞑想エクササイズ：もっとも支えられ、心地よく、励まされ、刺激を受けると感じられるエクササイズはどれですか。

_____
_____
_____
_____
_____

このエクササイズについてのメモ：このエクササイズによってどのように感じたでしょうか。エクササイズ中に重要な考えや洞察が湧いてきましたか。エクササイズをおこなう度に、しばらく時間をとり、気づいたことやエクササイズに関する今後のアイデアを書き留めましょう。

_____
_____
_____
_____
_____
_____
_____

参考情報

以下に、著者が個人的に享受し、教え子たちに推薦した参考情報を挙げます。読者の皆様がこういった情報に刺激を受けて、学習と実践を継続されることを願います。

瞑想およびヨーガに関する書籍

『Five Good Minutes in Your Body: 100 Mindful Practices to Help You Accept Yourself and Feel at Home in Your Body（邦題『朝5分スピリチュアル・セラピー――ココロとカラダがスッキリする』 主婦の友社）』Jeffrey Brantley、Wendy Millstine共著／New Harbinger Publications刊／http://www.newharbinger.com

『The Gift of Loving-Kindness: 100 Meditations on Compassion, Generosity, and Forgiveness』Mary Brantley、Tesilya Hanauer共著／New Harbinger Publications刊／http://www.newharbinger.com

『The Heart of Yoga: Developing a Personal Practice』T.K.V. Desikachar著／Inner Traditions刊／http://store.innertraditions.com

『Nothing Happens Next: Responses to Questions About Meditation』Cheri Huber著／Keep It Simple刊／http://www.livingcompassion.org

『Relax and Renew: Restful Yoga for Stressful Times』Judith Hanson Lasater著／Rodmell刊／http://www.rodmellpress.com

『Yoga as Medicine: The Yogic Prescription for Health and Healing（邦題『メディカルヨガ――ヨガの処方箋』 バベルプレス）』Yoga Journal、Timothy McCall共著／Random House刊／http://www.randomhouse.com

『Yoga RX: A Step-by-Step Program to Promote Health, Wellness, and Healing for Common Ailments』Larry Payne、Richard Usatine共著／Random House刊／http://www.randomhouse.com

瞑想およびヨーガに関するCD・DVD

CD：『Body Awareness and Imagination』Matthew Mckay、Patrick Fanning共著／New Harbinger Publications刊／http://www.newharbinger.com

CD：『Emotional Freedom』Cheri Huber著／Sounds True刊／http://www.soundstrue.com

書籍とCD：『The Essential Low Back Program: Relieve Pain and Restore Health』Robin Rothenberg著／Pacific Institute of Yoga Therapy刊／http://www.essentialyogatherapy.com

書籍とCD『Gentle Yoga Kit: Nurturing the body, Soothing the Soul』Stephen Cope著／Red Wheel刊／http://www.redwheelweiser.com

CD：『Guided Mindfulness Meditation』Jon Kabat-Zinn著／Center for Medicine刊／http://www.mindfulnesscds.com

DVD：『Healing Yoga for Aches and Pains』Charles Matkin、Lisa Matkin共著／Anchor Bay刊／http://www.anchorbayentertainment.com

CD：『How to Meditate: A Practical Guide to Making Friends with Your Mind』Pema Chödrön著／Sounds True刊／http://www.soundstrue.com

CD：『LifeForce Yoga Bhavana: A Guided Relaxation Experience』Amy Weintraub著／Lifeforce Yoga刊／http://www.yogafordepression.com

CD：『The Secret Power of Yoga』Nischala Joy Devi著／Pranamaya刊／http://www.pranamaya.com

DVD：『Viniyoga Therapy』Gary Kraftsow製作／Pranamaya刊／http://www.pranamaya.com

書籍とCD：『Yoga Nidra: The Meditative Heart of Yoga』Richard Miller著／Sounds True刊／http://www.soundstrue.com

リストラティブヨーガ向けのプロップ（補助具）

良質のヨーガ補助具を割引価格で提供している会社をつぎに挙げます。
- ◆Yoga Accessories　http://www.yogaaccessories.com／TEL：1-888-886-9642(YOGA)
- ◆Yoga Direct　http://www.yogadirect.com／TEL：1-800-331-8233

動き・瞑想・リラクゼーションのための音楽

音楽はいつでもどこでもヨガエクササイズにひらめきを与え、癒しの環境を作ります。ヨガや瞑想、リラクゼーション用音楽を中心に制作している会社を挙げます。おすすめするアーティストとタイトルは、著者が自身のエクササイズと教室でもっとも頻繁に使用しているものです。

- ◆Real Musi
http://www.realmusic.com／TEL：415-31-8273
おすすめは、Ben Leinbach、Buedi Siebert、Namaste Series。
- ◆Sounds True
http://www.coundstrue.com／TEL：1-800-333-9185
おすすめは、Krishna Das、Maneesh de Moor、Wah!
- ◆Spirit Voyage Records
http://www.spiritvoyage.com／TEL：1-888-735-4800
おすすめは、Dave Stringer、Girish、Snatam Kaur。
- ◆White Swan Records
http://www.whiteswanrecords.com／TEL：1-800-840-5056
おすすめは、Deva Premal、White Swan Yoga Masters Series。

慢性疼痛を抱える人のための書籍

『The Chronic Pain Care Workbook』、Michael J. Lewandowski著、New Harbinger Publications刊／http://www.newharbinger.com
『Full Catastrophe Living: Using the Wisdom of Your Body and Mind to Face Stress, Pain, and Illness（邦題『マインドフルネスストレス低減法』北大路書房）』、Jon Kabat-Zinn、Random House刊／http://www.randomhouse.com
『The Mindfulness Solution to Pain』、Jackie Gardner-Nix、Lucie Costin-Hall共著、New Harbinger Publications／http://www.newharbinger.com
『Suffering Is Optional: Three Keys to Freedom and Joy』、Cheri Huber著、Keep It Simple刊／http://www.living-compassion.org

慢性疼痛を抱える人たちを支える非営利団体

痛みに苦しむ人たちとその家族・友人・介護に関わる人たちのための情報を提供し、支援をおこなっている団体です。
- ◆American Chronic Pain Association
http://www.theacpa.org
- ◆American Pain Foundation
http://www.painfoundation.org
- ◆National Pain Foundation
http://www.nationalpainfoundation.org

ヨーガ、瞑想の研究・教育・専門的トレーニングを支援している非営利団体

- ◆The Center for Mindfulness in Medicine, Health Care, and Society
http://www.umassmed.edu/cfm
慢性疼痛への意識を利用することを含む、医療の心身アプローチの研究とトレーニングを支援。
- ◆The International Association of Yoga

Therapists
http://www.iayt.org
ヨーガセラピーの研究とトレーニングを支援し、現場でヨーガを使うヨーガ指導者・ヨーガセラピスト・医療関係者のための専門機関として活動。

◆The Mind and Life Institute
http://www.mindandlife.org
瞑想に関する研究を支援し、瞑想的エクササイズや心理学、神経科学、教育、医学における指導者間の協力・連携を調整。

参考文献

Arch, J. J., and M.G .Craske. 2006. Mechanisms of mindfulness: Emotion regulation following a focused breathing induction. Behaviour Research and Therapy 44:1849-1858.

Benson, Herbert. 1975. The Relaxation Response. New York: Morrow.

Bernardi, L., P. Sleight, G. Bandinelli, S. Cencetti, L. Fattorini, J. Wdowczyc-Szulc, and A. Lagi. 2001. Effect of rosary prayer and yoga mantras on autonomic cardiovascular rhythms: Comparative study. BMJ 323:1446-1449.

Bormann, J. E., T. L. Smith, S. Becker, M. Gershwin, L. Pada, A. H. Grudzinski, and E. A. Nurmi 2005. Efficacy of frequent mantram repetition on stress, quality of life, and spiritual well-being in veterans: A pilot study. Journal of Holistic Nursing 23:395-414.

Burns, J. W. 2006. Arousal of negative emotions and symptom-specific reactivity in chronic low back pain patients. Emotion 6:309-319.

Cahn, B. R., and J. Polich. 2006. Meditation states and traits: EEG, ERP, and neuroimaging studies. Psychological Bulletin 132:180-211.

Carson J. W., F. J. Keefe, T. R. Lynch, K. M. Carson, V. Goli, A. M. Fras, and S. R. Thorp. 2005. Loving-kindness meditation for chronic low back pain: Results from a pilot trial. Journal of Holistic Nursing 23:287-304.

Chapman C. R., R. P. Tuckett, and C. Woo Song. 2008. Pain and stress in a systems perspective: Reciprocal neural, endocrine, and immune interactions. The Journal of Pain 9:122-145.

D'Souza, P. J., M. A. Lumley, C. A. Kraft, and J. A. Dooley. 2008. Relaxation training and written emotional disclosure for tension or migraine headaches: A randomized, controlled trial. Annals of Behavioral Medicine 36:21-32.

Dietrich, A. and W. F. McDaniel. 2004. Endocannabinoids and exercise. British Journal of Sports Medicine 38:536-541.

Eisenberger, N. I. J. M. Jarcho, M. D. Lieberman, and B. D. Naliboff. 2006. An experimental study of shared sensitivity to physical pain and social rejection. Pain 126:132-138.

Emmons, R. A. and M. E. McCullough. 2003. Counting blessings versus burdens: An experimental investigation of gratitude and subjective well-being in daily life. Journal of Personality and Social Psychology 84:377-389.

Finestone, H. M. A. Alfeeli, and W. A. Fisher. 2008. Stress-induced physiologic changes as a basis for the biopsychosocial model of chronic musculoskeletal pain: A new theory? The Clinical Journal of Pain 24:767-775.

Fredrickson B. L. M. A. Cohn, K. A. Coffey, J. Pek, and S. M. Finkel. 2008. Open hearts build lives: Positive emotions, induced through loving-kindness meditation, build consequential personal resources. Journal of Personality and Social Psychology 95:1045-1062.

Garcia-Larrea, L. and M. Magnin. 2008. Pathophysiology of neuropathic pain: Review of experimental models and proposed mechanisms. Presse Medicale 37:315-340.

Garfinkel, M . S. A. Singhal, W. A. Katz, D. A. Allan, R. Reshetar, and H. R. Schumacher, Jr. 1998. Yoga-based intervention for carpal tunnel syndrome: A randomized trial. JAMA: The Journal of the American Medical Association 280:1601-1603.

Glombiewski, J. A. J. Tersek, and W. Rief. 2008. Muscular reactivity and specificity in chronic back pain patients. Psychosomatic Medicine 70:125-131.

Goncalves L. R. Silva, F. Pinto-Ribeiro J. M. Pego, J. M. Bessa, A. Pertovaara, N. Sousa and A. Almeida. 2008. Neuropathic pain is associated with depressive behaviour and induces neuroplasticity in the amygdala of the rat. Exterimental Neurology 213:48-56.

Gracely, R. H., M. E. Geisser, T. Giesecke, M. A. B. Grant, F. Petzke, D. A. Williams, and D. J. Clauw. 2004. Pain catastrophizing and neural responses to pain among persons with fibromyalgia. Brain 127:835-843.

Grant, J. A., and P. Rainville. 2009. Pain sensitivity and analgesic effects of mindful states in zen meditators: A cross-sectional study. Psychosomatic Medicine 71:106-114.

Hanley, M. A. K. Raichle, M. Jensen, and D. D. Cardenas.2008. Pain catastrophizing and beliefs predict changes in pain interference and psychological functioning in persons with spinal cord injury. The Journal of Pain 9:863-871.

John, P. J. N. Sharma, C. M. Sharma, and A. Kankane. 2007. Effectiveness of yoga therapy in the treatment of migraine without aura: A randomized controlled trial. Headache 47:654-661

Kabat-Zinn Jon. 1990. Full Catastrophe Living. New York: Dell Publishing.

Kakigi, R. H. Nakata, K. Inui, N. Hiroe O. Nagata, M. Honda, S. Tanaka, N. Sadato, and M. Kawakami.

2005. Intracerebral pain processing in a yoga master who claims not to feel pain during meditation. European Journal of Pain 9:581-589.

Keefer L., and E. B. Blanchard. 2002. A one year follow-up of relaxation response meditation as a treatment for irritable bowel syndrome. Behaviour Research and Therapy 40:541-546.

Kolasinski, S. L., M. Garfinkel, A. G. Tsai, W. Matz, A. Van Dyke, and H. R. Schumacher. 2005. Iyengar yoga for treating symptoms of osteoarthritis of the knees: A pilot study. Journal of Alternative and Complementary Medicine 11:689-693.

Lane, J. D., J. E. Seskevich, and C. F. Pieper. 2007. Brief meditation training can improve perceived stress and negative mood. Alternative Therapies in Health and Medicine 13:38-44.

Lariviere, W. R., and R. Melzack. 2000. The role of corticotropin-releasing factor in pain and analgesia. Pain 84:1-12.

MacIver, K., D. M. Lloyd, S. Kelly, N. Roberts, and T. Nurmikko. 2008. Phantom limb pain, cortical reorganization, and the therapeutic effect of mental imagery. Brain 131:2181-2191.

Maihöfner, C., H. O. Handwerker, and F. Birklein. 2006. Functional imaging of allodynia in complex regional pain syndrome. Neurology 66:711-717.

McCracken L. M. and K. E. Vowles: 2008. A prospective analysis of acceptance of pain and values-based action in patients with chronic pain. Health Psychology 27:215-220.

Melzack, R. 2001. Pain and the neuromatrix in the brain. Journal of Dental Education 65:1378-1382.

Menzies, V., and S. Kim. 2008. Relaxation and guided imagery in Hispanic persons diagnosed with fibromyalgia: A pilot study. Family and Community Health 31:204-212.

Montoya, P. W. Larbig, C. Braun, H. Preissl, and N. Birbaumer. 2004. Influence of social support and emotional context on pain processing and magnetic brain responses in fibromyalgia. Arthritis and Rheumatism 50:4035-4044.

Morone, N. E., and C. M. Greco. 2007. Mind-body interventions for chronic pain in older adults: A structured review. Pain Medicine 8:359-375.

Morone, N. E., C. S. Lynch, C. M. Greco, H. A. Tindle, and D. K. Weiner. 2008."I felt like a new person." The effects of mindfulness meditation on older adults with chronic pain: Qualitative narrative analysis of diary entries. The Journal of Pain 9:841-848.

Orme-Johnson, D. W.,R. H. Schneider, Y. D. Son, S. Nidich, and Z. H. Cho. 2006. Neuroimaging of meditation's effect on brain reactivity to pain. Neuroreport 17:1359-1363.

Petersen-Felix, S., and M. Curatolo. 2002. Neuroplasticity-an important factor in acute and chronic pain. Swiss Medical Weekly 132:273-278.

Philippot, P., G. Chapelle, and S. Blairy. 2002. Respiratory feedback in the generation of emotion. Cognition and Emotion 16:605-627.

Porreca, F., M. H. Ossipov, and G. F. Gebhart. 2002. Chronic pain and medullary descending facilitation. Tends in Neurosciences 25:319-325.

Riley,J. L. 3rd,C. D. Myers, T. P. Currie, O. Mayoral, R. G. Harris, J. A. Fisher, H. A. Gremillion, and M. E. Robinson. 2007. Self-care behaviors associated with myofascial temporomandibular disorder pain. Journal of Orofacial Pain 21:194-202.

Sherman, K. J. D. C. Cherkin, J. Erro, D. L. Miglioretti, and R. A. Deyo. 2005. Comparing yoga, exercise, and a self-care book for chronic low back pain: A randomized, controlled trial. Annals of Internal Medicine 143:849-856.

Srivastava, R. D. N. Jain, and A. Singhal. 2005. Influence of alternate nostril breathing on cardiorespiratory and autonomic functions in healthy young adults. Indian Journal of Physiology and Pharmacology 49:475-483.

Staud, R., and M. Spaeth. 2008. Psychophysical and neurochemical abnormalities of pain processing in fibromyalgia. CNS Spectrums 13:12-17.

Teixeira, M. E. 2008. Meditation as an intervention for chronic pain: An integrative review. Holistic Nursing Practice 22:225-234.

Tracey, I., and P. W. Mantyh. 2007. The cerebral signature for pain perception and its modulation. Neuron 55:377-391.

Upadhyay Dhungel, K. V. Malhotra, D. Sarkar, and R. Prajapati. 2008. Effect of alternate nostril breathing exercise on cardiorespiratory functions. Nepal Medical College Journal 10:25-27.

van Tulder, M. W. B. Koes, and A. Malmivaara. 2006. Outcome of non-invasive treatment modalities on back pain: An evidence-based review. European Spine Journal 15 Suppl. 1:S64-S81.

Wu, S. D., and P. C. Lo. 2008. Inward-attention meditation increases parasympathetic activity: A study based on heart rate variability. Biomedical Research 29:245-250.

Zhuo, M. 2007. A synaptic model for pain: Long-term potentiation in the anterior cingulate cortex. Molecules and Cells 23:259-271.

索引

あ

アーサナ ……………… 72, 73,「ヨーガポーズ」も参照
朝のヨーガ儀式 …………………………… 142, 145
甘い夢のシークエンス ……………… 92-95, 159, 163
甘い夢の治療的エクササイズ ………………… 163
アラーム …………………………… 104, 105, 124
怒り
　怒りによって強まる痛み ………………… 51
　腰の痛みと怒り …………………………… 2-3
息を吸うプロセス ……………………… 41, 42
息をはくプロセス ……………………… 41, 42
意識呼吸 ………………………………… 26-28
意識的なリラクゼーション ……………… 100-102
意識を向ける ……………………………… 74-75
椅子を使ったポーズの変化型 ………………… 78
痛み ………………………「慢性疼痛」も参照
　痛み経験から学ぶ ………………… 11-12
　痛みとともに生きる ……………………… 136
　痛みを受け入れる ………………………… 64
　痛みを感じながらリラックスする ………… 98
　鋭敏化 …………………………………… 13-14
　逆を瞑想する ……………………… 136-137
　急性疼痛vs慢性疼痛 ……………… 12-13
　研究の進歩 ……………………………… 9-10
　呼吸と、痛みの癒し …………… 24, 40-47
　思考と痛み ……………………… 124-125
　師とみなす ……………………………… 66-69
　神経可塑性と痛み ………………………… 14
　心身体験 ……………………………… 2-4
　ストレスと痛み ……………………… 14-15, 98
　仲良くなる ……………………………… 64, 166
　否定的な感情と痛み ……………………… 51
　防御反応 ………………………………… 10-12
　許す ……………………………………… 65-66
痛み神経マトリックス …………………… 10
痛みと仲良くなる ……………………… 64, 166
痛みの受け入れ …………………………… 64
　痛みを師とみなす ……………………… 66-69
　痛みを許す ……………………………… 65-66
痛みの鋭敏化 …………………………… 13-14
痛みの防御反応 ………………………… 10-12
痛み抑制化学物質 …………………………… 3
痛みを許す ……………………………… 65-66
一貫性 ……………………………………… 76
祈りの言葉 ……………………………… 126
癒しの呼吸 ……………………… 41-42, 164

癒し反応 …………………………………… 16
ヴィンヤサ ………………………………… 72
鋭敏化 …………………………………… 13-14
エクササイズ
　痛み抑制化学物質とエクササイズ ………… 3
　エクササイズへのヨーガアプローチ ……… 71-73
エネルギーの浄化 ………………………… 43
オゥムー・シャーンティー・オゥムー・マントラ
　…………………………………… 128, 150
オゥムー・マーニー・パードメィ・フームー・マントラ
　…………………………………… 128, 165
オゥムー・マントラ ……………… 126, 127, 165
起き上がるコブラのシークエンス
　………………………… 88-89, 148, 154, 158

か

介護士のアプローチ ……………………… 60
回復力 …………………………………… 16
顎関節症 ………………………………… 98
悲しみ …………………………………… 25
過敏性腸症候群(IBS) ……………… 98, 99
体 ……………「体と仲良くなる」「体を動かす」も参照
　体で呼吸するエクササイズ ……… 45-47, 149
　体との関係を描写する ……………… 50-51
　体に対する友好的な姿勢 ……… 51-52, 69
　体の声を聴く ……………………… 61-64
　体の中の呼吸を意識する ……………… 27-28
　感謝のエクササイズ …………………… 54-56
　正反対の感覚 ………………………… 134
身体スキャン ……………………………… 45, 95
　体で呼吸する ……………………… 45-47, 149
体と心の関係 ………………「心身の関係」も参照
体と仲良くなる ………………………… 5, 49-69
　痛みを受け入れて体と仲良くなる ……… 64
　痛みを師としてみなす ……………… 66-69
　痛みを許す …………………………… 65-66
　エクササイズ ………………………… 155
　体の声を聴く ……………………… 61-64
　体への感謝エクササイズ ………………… 54-56
　心・体・魂のための慈悲の瞑想 ……… 57-59
　他のエクササイズと統合する ……… 69, 96
　友好性を基盤としたヨーガ実践 ……… 51-52
体に感謝するエクササイズ ………………… 54-56
体の声を聴く ……………………………… 61-64
体を動かす ……… 71-96,「ヨーガのポーズ」も参照
　5つの指針 ……………………………… 74-77
　エクササイズの方法 ……………………… 78-79
　体の動きに合わせた呼吸 ……………… 72-73
　緊張をほぐして体を動かす ……………… 95
　疾患と体を動かすこと …………………… 73

173

推奨シークエンス	78-95	呼吸を通した痛みとストレス緩和	23-24, 40-47
他のエクササイズと統合する	96	心身の関係と呼吸	24-25
不快感に気づく	77	ヨーガ伝統と呼吸	5, 18
ヨーガのアプローチ	72-73	リストラティブヨーガと呼吸	104
カルマ	75	呼吸エクササイズ	26-47
感謝		癒しの呼吸	41-42
選ぶための瞑想	130	体で呼吸する	45-47
体への感謝エクササイズ	54-56	呼吸を数える	42
感謝のシークエンスでのお辞儀	86-87, 149, 150, 158	呼吸を自由にする	30-39
		他のエクササイズと組み合わせる	69, 96
感情		手を当てた意識呼吸	26-29, 148, 150
感じることを選ぶ	129, 130	バランスをとる呼吸	43-44
呼吸と感情	24-25	喜びの呼吸	40
否定的な感情	51	呼吸で癒す	164
感情的な痛み		呼吸を意識する	27-28
感情的な痛みとともにある	136	呼吸を解放するエクササイズ	30-39
身体的な痛みと感情的な痛み	2-3	呼吸を数える	42
関節炎	71	心	18,「考え」も参照
記憶		心の習慣を転換する	120-121
痛みの防御反応と記憶	12	心を動かす	129-132
記憶としてのサンスカーラ	20	正反対の心の状態	134-137
気づきの瞑想	123	仲良くなるエクササイズ	123-124
逆		反対方向へ動かす	133-137
選ぶ／作る	136	心・体・魂のための慈悲の瞑想	57-59
歓迎する	137	心の習慣	120-121
探求する	133-135	腰を開くエクササイズ	32-34
急性疼痛	12-13	個人別ヨーガプログラム	139-167
休息のねじりのポーズ	93, 151, 163	エクササイズの作り方	139-140
脅威の合図	10-11	自宅用エクササイズ	140-141
緊急ストレス反応	11	治療的エクササイズ	161-167
緊張		ヨーガ儀式	142-146
緊張をほぐすチェックリスト	95	予防エクササイズ	147-160
緊張を利用して意識的に力を抜く	100-102	子どものポーズ	87, 149, 150, 154, 165
苦痛からの解放	165-166	コブラのポーズ	88-89, 148, 154, 158
首のストレッチ	36		

さ

サートゥ・ナーム・マントラ	127
支えを用いた合蹠のポーズ	110-111, 154, 155, 162
支えを用いた逆位のポーズ	106-107, 151, 155, 162, 166
支えを用いた後屈のポーズ	112-113, 149, 155
支えを用いた前屈のポーズ	114-115, 149, 155, 162
支えを受けとる	162
サンスカーラ	5, 20-21
師	
痛みを師としてみなす	66-69
視覚化のエクササイズ	
体で呼吸する	45-46
交互鼻腔呼吸	43, 44
ヨーガの動き	75-76

座って前屈	34
背中上部のストレッチ	37
背骨の波	32-33
側面のストレッチ	38-39
胸の拡張	35
首の痛み	68-69
首のストレッチ	36
交互の鼻腔呼吸	43-44
呼吸	23-47
意識呼吸	26-28
意識的なリラクゼーションと呼吸	102
エネルギーと呼吸	26
感情と呼吸	25
呼吸とともに体を動かす	72-73
呼吸の意識	26-29

思考
　痛みの防御反応と思考 …………………… 12
　思考が作りだす痛み ……………………124-125
　瞑想を通して思考を転換する ………120-121
自然に呼吸する ………………… 30-39, 148, 152
下を向いた犬のポーズ ……………………… 86
自宅用エクササイズ ………………………140-141
　選び方 ……………………………………… 141
　考え方 ……………………………………… 140
疾患 …………………………………………… 73
社会的な痛み ………………………………… 2-3
シャマタ瞑想 ………… 121, 123-125, 151, 155, 156
手根管症候群 ………………………………… 71
上体のエクササイズ ……………………… 35-37
ジョン・カバット・ジン …………………… 45
神経可塑性 ……………………………… 14, 16, 20
神経系 ………………………………………… 12
心身の関係
　学習した反応と心身の関係 …………………5
　呼吸と心身の関係 …………………… 24, 25
　心・体・魂の関係 ………………………… 18
　慢性疼痛と心身の関係 …………………… 2-3
　ヨーガと心身の関係 ……………………4, 5, 16
身体エクササイズ
　　　…… 5-6, 71-73,「ヨーガのポーズ」も参照
　5つの指針 ……………………………… 74-77
　エクササイズに合わせた呼吸 ………… 72-73
　エクササイズ中の緊張をほぐす ………… 95
　エクササイズの方法 …………………… 78-79
　疾患と身体エクササイズ ………………… 73
　推奨シークエンス ……………………… 78-95
　他のエクササイズと統合する …………… 96
　不快感に気づく …………………………… 77
　ヨーガのアプローチ …………………… 72-73
頭痛 ………………………………… 29, 71, 98
巣のポーズ ………………… 108-109, 155, 163
捨てるものチェックリスト ………………… 95
ストレス
　緊急ストレス反応 ………………………… 11
　呼吸と、ストレスからの解放 …… 23-24, 40-47
　慢性疼痛とストレス …………………14-15, 98
　リラクゼーション反応とストレス ……… 98
ストレッチ
　関連した不快感 …………………………… 77
　呼吸を自由にする …………………… 30-39
スーパーストレス …………………………… 11
座った前屈 ……………………………… 34, 165
精神集中 ……………………………………… 104
背中上部のストレッチ ……………………… 37
背中の痛み

　怒りと腰の痛み ……………………………… 2
　背中の痛みの中にメッセージを見つける … 68-69
　リラクゼーションと背中の痛み ………… 98
背中のエクササイズ
　腰を開く …………………………………32-34
　背中上部のストレッチ …………………… 37
背骨の波 …………………………………… 32-33
線維筋痛症 …………………………………… 98
前屈 ………………………………………85, 153
戦士のシークエンス …………………… 82-83
想像力 ……………………………………… 75-76
ソウ・フームー・マントラ …………… 127-128
側面のストレッチ ……………………… 38-39, 165

た

太陽呼吸のシークエンス ……………… 80-81, 150, 156
太陽のポーズ ………………………………81, 152
知恵 …………………………………………… 19
力強いポーズ ………………………………84, 153
チッタ・バーヴァナ瞑想 ……………… 121, 129-132
　感謝と喜びのチッタ・バーヴァナ瞑想 ……… 130
　指針 ……………………………………… 132
　つながりと勇気のチッタ・バーヴァナ瞑想… 131-132
　反応 ……………………………………… 132
治療的エクササイズ ……………………… 161-167
　甘い夢 …………………………………… 163
　痛みと仲良くなる ……………………… 166
　苦痛からの解放 …………………… 165-166
　呼吸で癒す ……………………………… 164
　支えを受けとる ………………………… 162
　自分だけのエクササイズを作る ……… 167
つながり
　つながりと勇気を選ぶ瞑想 ……… 131-132
　勇気とつながりのエクササイズ ……… 152-154
強さと降伏のシークエンス …… 84-85, 150, 157
手を当てた意識呼吸 …………… 26-29, 148, 150
努力 vs 楽 …………………………………… 74

な

ナーディ・シュッディー ………………………… 43
肉体的な痛み
　社会的な痛みと肉体的な痛み ………………… 2-3
　肉体的な痛みとともにある ……………… 136

は

ハーバート・ベンソン ……………………… 98
橋のポーズ …………………………………90, 148
パタンジャリ …………………………… 20, 145, 146
跳ね橋のシークエンス ……… 90-91, 148, 151, 159

バランスをとる呼吸 …………… 43-44, 156, 159
バランスを見つけるエクササイズ ……… 156-159
半月のポーズ ………………………… 94, 163
反対
　選ぶ／作る ………………………… 136
　歓迎する ……………………………… 137
　探求する …………………………… 133-135
膝を胸に引き寄せるポーズ ………… 91, 165
否定的な感情 ………………………………… 51
不快感
　ヨーガの動きと不快感 ……………… 76-77
　リストラティブヨーガと不快感 ………… 103
深いリラクゼーション ………………………… 5-6
腹部を開くエクササイズ ……………… 32-34
不眠症 …………………………………… 46-47
プラーナ ……………………………… 18-19, 23
プラーナーヤーマ ……………………… 18-19
プラーナの流れエクササイズ ………… 148-149
プラティパクシャ・バーヴァナ瞑想… 121-122, 133-137
　変容のエクササイズ ……………… 136-137, 166
　予防エクササイズ ………………… 133-135, 159
プロップ（補助具） ………………… 103, 105
平和な戦士のポーズ ………………… 82, 153
平和を選ぶエクササイズ …………… 150-151
変化のプロセス ……………………… 20-21
変形性関節症 ………………………………… 98
偏頭痛
　意識呼吸と偏頭痛 ………………………… 29
　ヨーガエクササイズと偏頭痛 ……………… 71
ポーズ ………………「ヨーガのポーズ」を参照

ま

慢性的な頭痛 ………………………………… 98
　偏頭痛 ……………………………… 29, 71
慢性疼痛 ……………………………「痛み」も参照
　痛みの防御反応と慢性疼痛 ……… 13-14
　急性疼痛vs慢性疼痛 ……………… 12-13
　呼吸と慢性疼痛の緩和 ……………… 24
　神経可塑性と慢性疼痛 ……………… 14
　ストレスと慢性疼痛 ……………… 14-15, 98
　鋭敏化と慢性疼痛 ………………… 13-14
　否定的な感情と慢性疼痛 ………………… 51
　学んだ慢性疼痛反応 ………… 5, 11-12, 13
　慢性的な痛みを感じながらリラックスする …… 98
　慢性疼痛に関する研究の進歩 ……… 9-10
　慢性疼痛の心身経験 ………………… 2-4
　瞑想と慢性疼痛 …………………… 3, 5, 119-138
　ヨーガと慢性疼痛 ………………… 4-5, 16
慢性疼痛に関する研究 ……………… 9-10
慢性疲労症候群 ……………………………… 116

マントラ ……………………… 42, 121, 126-128
　自分だけのマントラを作る ………………… 128
　マントラで癒しを呼び起こす ………… 127-128
　マントラの実践法 …………………… 126-127
胸の拡張 ……………………………………… 35
瞑想 …………………………………… 119-138
　感情と瞑想 ………………………… 129, 130
　慈悲 ………………………………… 57-59
　チッタ・バーヴァナ ………… 121, 129-132
　シャマタ ……………………… 121, 123-125
　プラティパクシャ・バーヴァナ …… 121, 133-137
　慢性疼痛と瞑想 ……………… 3, 5, 119-138
　瞑想神話 …………………………………… 122
　瞑想の実践 ………………… 121-122, 123-137
　瞑想を通して心の習慣を転換する …… 120-121
　瞑想を始める ……………………………… 122

や

休むコブラのポーズ ………………… 89, 154
山のポーズ …………………………… 80, 152
勇敢な戦士のポーズ ………………… 83, 153
勇気
　つながりと勇気のエクササイズ ……… 152-154
　つながりと勇気を選ぶ瞑想 ………… 131-132
友好性 ………………………………… 51-52
ゆりかごのポーズ …………… 92, 163, 165
ヨーガ・スートラ ………… 18, 20, 145, 146
ヨーガ
　言葉の由来 ………………………………… 22
　疾患とヨーガ ……………………………… 73
　心身の関係とヨーガ ………………… 4-5, 16
　ヨーガの身体的エクササイズ ……… 5, 71-73
　ヨーガの哲学 ……………………… 17-22
　予防エクササイズ …………………………… 5-6
　リストラティブヨーガ ……………… 103-116
ヨーガ儀式 …………………………… 142-146
　朝のヨーガ儀式 …………… 142-143, 145
　目的 ………………………………………… 142
　夜のヨーガ儀式 …………… 143-144, 146
ヨーガ伝統 …………………………… 17-22
　サンスカーラ ……………………… 20-21
　ヨーガ伝統における心・体・魂 ……… 18-19
ヨーガニドラ …………………………………… 45
ヨーガのポーズ ……………… 80-95, 106-115
　休息のねじりのポーズ ……………………… 93
　子どものポーズ ……………………………… 87
　コブラのポーズ ……………………………… 88
　支えを用いた合蹠のポーズ ………… 110-111
　支えを用いた逆位のポーズ ………… 106-107
　支えを用いた後屈のポーズ ………… 112-113

支えを用いた前屈のポーズ ……………… 114-115
　　下を向いた犬のポーズ ……………………… 86
　　巣のポーズ …………………………… 108-109
　　前屈 ………………………………………… 85
　　太陽のポーズ ……………………………… 81
　　力強いポーズ（椅子のポーズ）……………… 84
　　橋のポーズ ………………………………… 90
　　半月のポーズ ……………………………… 94
　　膝を胸に引き寄せるポーズ ………………… 91
　　平和な戦士のポーズ ……………………… 82
　　休むコブラのポーズ ……………………… 89
　　山のポーズ ………………………………… 80
　　勇敢な戦士のポーズ ……………………… 83
　　ゆりかごのポーズ ………………………… 92
　　リラクゼーションのポーズ ………………… 95
ヨーガプログラム …「個人別ヨーガプログラム」を参照
ヨーガプロップ ……………………… 103, 105
ヨーガマット ………………………………… 79
予防エクササイズ ……………… 133-135, 147-160
　　自分だけのエクササイズを作る …………… 160
　　心身と仲良くなる ………………………… 155
　　バランスを見つける ……………… 156-159
　　プラーナの流れエクササイズ ………… 148-149
　　平和を選ぶエクササイズ ……………… 150-151
　　勇気とつながりのエクササイズ ………… 152-154
夜のヨーガ儀式 ……………………… 143, 146
喜び ……………………………………19, 24-25
　　喜びの呼吸 …………………… 40, 150, 164
　　喜びを選ぶための瞑想 ……………………… 130

ら

リストラティブヨーガ ………………… 103-117
　　エクササイズの指針 ……………… 103-104
　　希望を見つける …………………………… 116
　　支えを用いた合蹠（がっせき）のポーズ … 110-111
　　支えを用いた逆位のポーズ …………… 106-107
　　支えを用いた後屈のポーズ …………… 112-113
　　支えを用いた前屈のポーズ …………… 114-115
　　巣のポーズ …………………………… 108-109
　　他のエクササイズと統合する ……………… 117
　　ポーズを選びシークエンスにする …………… 105
　　ヨーガプロップ ……………………… 103, 105
リラクゼーション ……………………… 6, 97-117
　　意識 ……………………………… 100-102
　　痛みを和らげる ……………………………… 98
　　癒しをうながす …………………………… 117
　　リストラティブヨーガ ……………… 103-116
リラクゼーションのエクササイズ ………… 100-116
　　意識的なリラクゼーション …………… 100-102
　　他のエクササイズと統合する ……………… 117

リラクゼーションのポーズ ……………… 95, 149, 154
リラクゼーション反応 ……………………………… 98

177

本書への賛辞

「マクゴニガルは慢性痛の複雑な仕組みを調べ、痛みの原因の多くの側面を明らかにしました。簡単でわかりやすい順序で旅へとみちびき、ヨーガの体験を通して心と体をつなぎます。本書はすべて米国慢性痛協会の指導内容に沿っています。『痛みを癒すヨーガ』を通じてリラックスし、生まれ変わり、冒険を楽しむことをぜひおすすめします」

——ペニー・コーワン
米国慢性痛協会最高責任者

「ケリー・マクゴニガルの『痛みを癒すヨーガ』は、これまで読んだヨーガ・セラピー関連本のなかでもっとも読みやすいもののひとつであり、痛みに取り組む豊富な研究と実用的なヒントが提示されています。本書は身体的・感情的にあらゆる種類の痛みを抱えながら生活するすべての人ばかりでなく、従来の医療機関や代替医療業者、ヨーガ指導者など、職業としてそういった状況に取り組む人にとっても完璧な本です。この本には心と魂があります。有益であり、還元主義者でも模範的でもなく、個別の体験を認めています。本書は、私のヨーガ・セラピー・トレーニング・プログラムの生徒全員に必要不可欠な読本となるでしょう」

——モリー・ラノン・ケニー
国際的に認知されたヨーガおよびヨーガ・セラピー研究所であるサマリア・センターの創設者兼責任者

「『痛みを癒すヨーガ』は安心と勇気、そして慢性痛を変化させる能力を得る助けとなってくれるでしょう。ほかの多くの痛み治療と異なり、マクゴニガルの著書は、現在進行中の痛み治療と相乗作用のある有害な副作用が生じない方法に光を当てています。『痛みを癒すヨーガ』は宝物であり、その素晴らしさとわかりやすさは癒しの心にふれるでしょう」

——ジュリー・グッド
医学博士、スタンフォード大学臨床学小児科治療部准教授

「『痛みを癒すヨーガ』は痛みや病を抱えて生きる人たちに力を与える道具セットです」

——ハレ・テッコ
がん患者および元がん患者にヨーガを教えるNPOヨーガ・ベアー創設者兼総責任者

「この重要な著書のなかで、マクゴニガルは科学的かつ伝統的な実践を通じて、痛みや苦悩を心の中で花開く常在する喜びへと、優雅かつ簡潔に、思いやりをもって変換する力を与えてくれます。すべての人たちへの贈りものなのです！」

——ニシャーラ・ジョイ・デヴィ
国際的ヨーガ指導者、『The Healing Pathe of Yoga（ヨーガの癒し法）』
『The Secret Poser of Yoga（ヨーガの秘力）』の著者

「『痛みを癒すヨーガ』は最高の本です。マクゴニガルは生粋の指導者であり、才能豊かな書き手です。医療サービス提供者、ヨーガ指導者、そしてあらゆる痛みを持つ人に、ぜひおすすめです」

——ラリー・ペイン
Ph.D、ロヨラ・メリーマウント大学ヨーガ・セラピー・リラックス処方薬プログラム責任者、
『Yoga for Dummies（初心者のためのヨーガ）』『Yoga Rx（ヨーガ処方箋）』
『The Business of Teaching（ヨーガ指導ビジネス）』の共著者

「痛みに苦しむ患者であろうと治療をおこなう人であろうと、『痛みを癒すヨーガ』は苦痛を見る視野を広げ、人生を変えてくれるでしょう。マクゴニガルは古くからあり根拠に基づいた明確で着実な手法で、生来そなわっている知恵と喜びを再統合させる方法を紹介しています。それこそが痛みをはるかに上回る健康の源なのです」

——エイミー・ワイントローブ
美術学修士、ライフフォース・ヨーガ治療研究所創設者
『Yoga for Depression（うつ病のためのヨーガ）』著者

「この本で、マクゴニガルは、慢性痛患者を少しでも健康な生活へとみちびきうる洞察に満ちた道を示しています。慢性痛に苦しむ人だけでなく、患者とともに痛みに取り組む医療関係者やヨーガ指導者に強くおすすめします」

——シューシュ・レティック・クロッツアー
モビリティー・リミティッド・アンド・エンハンスメント社責任者
『Yoga for Fibromyagia（線維筋痛のためのヨーガ）』著者

「個人的な経験から、明確に書かれた本書を通して、マクゴニカルの知識と暖かさが伝わります。私は自分の痛みについての教養を得ただけでなく、痛みを「愛すべき先生」として見ることができるという希望をも与えられました。本書は、自分と痛みの関係を変えられるヨーガ・エクササイズの指針を示すだけでなく、自分の経験を通して自分自身の方法を見つけだす力も与えてくれます」

——エリッサ・コップ
フェニックス・ライジング・ヨーガ・セラピー、プログラム責任者
『The Forgotten Body（忘れられた体）』の著者

「『痛みを癒すヨーガ』は正確で簡単に理解できるセルフケアの原理を、利用者にわかりやすい形で示してくれます。本書は、最善かつほぼ最新の証拠をもちいて、臨床応用のためにすぐに実践できる活動を専門家に提示しています。痛みを持つ人は、希望と喜びをもたらす、わかりやすい個人向けの指針をつくりだした古代の知恵と著者の豊かな才能を賞賛するでしょう」

——マシュー・J・テイラー
Ph.D.、理学療法士、ヨーガ師範、国際ヨーガ・セラピスト協会会長、
ダイナミック・システムズ・リハビリテーション・クリニックの創設者兼オーナー

「ヨーガを実践している私たちは、あらゆる種類の痛みを緩和するなど、多くの利点がヨーガにあることを知っています。いまここに、ヨーガがそのような効力を持つ理由を説明してくれる原典があります。マクゴニガルの著書は、痛みとその原因についてのすぐれた研究を示し、ヨーガが正確にはどのように役立つのかを示しています。本書はヨーガ指導者および痛みに苦しむ人すべてにとっての必読書です。ぜひおすすめします」

——ジュディス・ハンソン・ラサター
Ph.D.、理学療法士、ヨーガ指導者
『ヨガボディ』（ガイアブックス）著者

「マクゴニガルの著書は、息苦しさに喘ぐこの社会に、呼吸の治癒力を紹介してくれています。真の治癒にとって貴重な知識です」

——マックス・ストローム
ヨーガ指導者、『Learn to Breathe（呼吸を学ぶ）』
『Max Strom Yoga（マックス・ストローム・ヨーガ）』DVD製作者

「『痛みを癒すヨーガ』はすぐに利用できて、ヨーガを通した自然治癒を支えてくれる、すばらしい手引書です。マクゴニガルの豊富なヨーガ知識が、感動的な物語と実用的説明を介して伝えられ、心と体を変換するヨーガの力が示されています。マクゴニガルは「体と友だちになる」ためにさまざまなアプローチを生み出しました。つまり、シンプルな動きのアーサナ、呼吸法、リラックス法、瞑想、気づき、記録などを、とてもシンプルで実行可能なエクササイズにしたのです。読者は、ヨーガに取り組む方法が数多くあることを発見し、力が湧くのを感じ、自分自身の治癒の道を探り出す気持ちが起きるでしょう」

——ロビン・ローゼンバーグ
エッセンシャル・ヨーガ・セラピーおよびヨーガ・バーンの責任者
『The Essential Low Back Program（腰の基本プログラム）』著者

「ヨーガと瞑想は人をリラックスさせ、ストレスを減らし、幸福感を大きくするのにたいへん有益であると証明されてきました。しかしながら、ヨーガや瞑想が慢性痛治療に適用されるようになったのは、つい最近のことです。この時宜にかなった、実用的かつ読みやすい本書（手引書）には、

数多くの具体的なヨーガおよび瞑想法が紹介されており、慢性痛に苦しむ個々人が利用できるようになっています。本書は、痛みにうまく取り組み、生活の質を向上させるための、証明された治療法が書かれており、そのことに関心のある人すべてにとっての基本書です」

——ブレイク・H・ティアナン
Ph.D. コンサルタントおよび臨床心理学者
『10 Simple Solutions to Chronic Pain（慢性痛の10の簡単な治療法）』著者

「マクゴニガルは、痛みを持つ人たちにとってヨーガがどれほど有益であるかという理由を示しながら、心と体の結びつきを専門的かつわかりやすく説明しています。ヨーガなど到底できないと考えていた人たちにとってさえも、ヨーガを非常に身近なものにしてくれるのです。本書は慢性痛に苦しみ、痛みを制御する戦略にヨーガを取り入れたい人の必読書です」

——*Dr.* ジャッキー・ガードナー・ニックス
聖マイケルズ病院ペインクリニックおよびサニーブルック病院ペインマネジメント・プログラム医師、
カナダ・トロント大学准教授

「マクゴニガルは、彼女の豊富な知識と経験を通して、誰にとっても完璧かつ親しみやすいヨーガの方法で、人々の自己治癒力を引き出しています。祝福すべきこの発見が、健康と活力を取りもどす準備がととのっているすべての人の手にとどきますよう」

——デジレー・ランボー
『Yoga to the Rescue（救済のためのヨーガ）』DVDシリーズ製作者

「よく研究されたこの素晴らしい著書のなかでマクゴニガルは、ヨーガの哲学と実践が、役に立たない習慣をどのように前向きな性質へと変化させ、慢性痛に関わる苦しみやストレスをなぜ抑えることができるのかを、明確に説明しています。『痛みを癒すヨーガ』は痛みを和らげ、もっと喜びの大きい人生を送りたいと切実に望む、多くの人びとの道を照らす光です」

——フィリップ・ゴールディン博士
Ph.D.、スタンフォード大学臨床研究者

「マクゴニガルの『痛みを癒すヨーガ』は、ハタヨーガの伝統技法を現代医学と混合させ、現在、発展しつつある統合医療に、これ以上ないほどの貢献となります。本書は、利用しやすく元気を与えられ、慢性痛に悩む患者および患者とともに痛みに取り組む実践者の両方にとって、計り知れないほど貴重な支えです」

——サンディー・ブレイン
ヨーガ指導者養成インストラクター、『Yoga for Computer Users（コンピューター使用者のためのヨーガ）』
『Yoga For Healthy Knees（健康な膝のためのヨーガ）』の著者

謝辞

つぎの人々に感謝を捧げます。

ヨーガの治癒力を信じ、私に手を差し伸べ、編集過程で助言し続けてくれたジェス・オブライエンとジェス・ビーブを始めとするニュー・ハービンジャーのチームの皆さん。

ヨーガの輝くばかりの内なる経験を白と黒で捉えてくれた写真家のキム・シェターと、魅力的な被写体であるだけでなく、ヨーガの本物の手本となってくれたメルセデス・デラニー、ブライアン・キッド、ジョン・ローリングス、ジュールス・スケルトン、そしてオモボラ・ウス。

心理学部、健康向上プログラム、スタンフォード・エアロビクス・アンド・ヨーガ・プログラムなどで素晴らしい支援をしてくれたスタンフォード大学の各コミュニティ、そして、上下関係のない温かい専門家コミュニティであるヨーガセラピスト国際協会。

カリフォルニア州パロ・アルトにあるアヴァロン・ヨーガ・アンド・アート・センターとパロ・アルト・ゼン・センターの、活気あふれる広く開かれた各コミュニティ。

私の家族ブライアン・キッド、B.B.、ジェイン・マクゴニガル、ジュディス・マクゴニガル、ケヴィン・マクゴニガル、エヴリン・マクゴニガル、そしてハーブ・ウェイグル。

教えたいと私が望むことをはるかに上回ることを私に教えてくれた学生たち全員。

恩師の方がたとさらにその恩師の方がた、そして人びとが苦痛から解放される助けになりたいと切に願いつつヨーガを教えるすべての指導者たち。

著者・序文執筆者・監修者について

著者

ケリー・マクゴニガル(Kelly McGonigal, Ph.D.)

　スタンフォード大学の心理学者。専門は健康心理学。心理学、神経科学、医学の最新の研究を応用し、個人の建康や幸せ、成功および人間関係の向上に役立つ実践的な戦略を提供する講義は絶大な人気を博す。スタンフォード大学で最も優秀な教職員に贈られるウォルター・J・ゴアズ賞をはじめ数々の賞を受賞。心理学のほか、ヨーガや瞑想のクラスも受け持つ。邦訳された著書に『スタンフォードの自分を変える教室』『図解でわかるスタンフォードの自分を変える教室』『最高の自分を引き出す法』(いずれも大和書房)などがあるほか、『International Journal of Yoga Therapy』の編集長であり、『Yoga Journal』や『IDEA Fitness Journal』などに記事を頻繁に執筆している。
　マクゴニガルのウェブサイト：http://www.kellymcgoniga.com

序文

ティモシー・マッコール(Timothy McCall, MD)

　医学博士。内科専門医であり『Yoga Journal』医学編集者。著書に、『メディカルヨガ――ヨガの処方箋』(バベルプレス)、『Examining Your Doctor』(Birch Lane Press)がある。近年はサンフランシスコのベイエリアを拠点に、各種レクチャーやセミナー、ヨーガワークショップなど、国際的に活躍している。

監修

駒野宏人(こまの　ひろと)

　岩手医科大学薬学部・神経科学講座教授。薬学博士。専門：生化学、分子生物学、神経科学。
　東京大学薬学部卒業後、同大学薬学部助手、スタンフォード大学医学部生化学教室研究員、ミシガン大学医学部生化学教室研究員、国立長寿医療研究センター室長を経て、2007年4月より現職。大学院の頃より、趣味でヨーガを始め、ヨーガ療法士[日本ヨーガ療法学会(木村慧心理事長)認定、インドヴィヴェーカナンダ・ヨーガ研究財団認定]を取得。NPO法人日本YOGA連盟に所属し、ヨーガ指導の活動も行っている。

ガイアブックスは
地球の自然環境を守ると同時に
心と身体の自然を保つべく
"ナチュラルライフ"を提唱していきます。

Original Title: Yoga for pain relief: simple practices to calm your mind and heal your chronic pain by Kelly McGonigal
Copyright © 2009 by Kelly McGonigal
New Harbinger Publications, Inc.
5674 Shattuck Avenue
Oakland, CA 94609
www.newharbinger.com

Alexander Tihonov/Shutterstock.com

All Rights Reserved

〈お断り〉

本書の出版は、主題に関する正確かつ信頼できる情報提供を目的としています。出版社は精神的、金銭的、法的、またはその他専門的サービスの提供には関わらないという理解のもとに販売されます。専門的支援あるいはカウンセリングが必要な場合は、有能な専門家を探す必要があります。

---

yoga for pain relief
ケリー・マクゴニガルの痛みを癒すヨーガ

発　　　行　2014年7月10日	著者：
第　5　刷　2021年6月1日	ケリー・マクゴニガル
発 行 者　吉田 初音	(Kelly McGonigal, Ph.D.)
発 行 所　株式会社 ガイアブックス	序文：
〒107-0052 東京都港区赤坂 1-1 細川ビル	ティモシー・マッコール
TEL.03(3585)2214　FAX.03(3585)1090	(Timothy McCall, MD)
http://www.gaiajapan.co.jp	日本語版監修：
印 刷 所　モリモト印刷株式会社	駒野宏人
	(こまの　ひろと)

Copyright GAIABOOKS INC. JAPAN2021
ISBN978-4-88282-903-4 C2077

落丁本・乱丁本はお取り替えいたします。

本書は細部まで著作権が保護されています。著作権法の定める範囲を超えた本書の利用は、出版社の同意がない限り、禁止されており違法です。特に、複写、翻訳、マイクロフィルム化、電子機器によるデータの取込み・加工などが該当します。

Printed and bound in japan

翻訳：
瓜本美穂
(うりもと　みほ)

訳書に、『アシュタンガヨーガ入門』『インド風水の祭壇アルター』（いずれもガイアブックス）など。